体育运动对中老年人微循环功能的影响

——以太极拳为例

胡庆华　朱　欢◎著

人民体育出版社

图书在版编目（CIP）数据

体育运动对中老年人微循环功能的影响：以太极拳为例／胡庆华，朱欢著. -- 北京：人民体育出版社，2023（2023.10重印）

ISBN 978-7-5009-6246-5

Ⅰ. ①体… Ⅱ. ①胡… ②朱… Ⅲ. ①太极拳－影响－中年人－毛细血管－功能②太极拳－影响－老年人－毛细血管－功能 Ⅳ. ①R322.1

中国版本图书馆 CIP 数据核字（2022）第 235834 号

*

人民体育出版社出版发行
北京建宏印刷有限公司印刷
新 华 书 店 经 销

*

710×1000 16开本 10.25印张 177千字
2023年5月第1版 2023年10月第2次印刷

*

ISBN 978-7-5009-6246-5
定价：60.00元

社址：北京市东城区体育馆路8号（天坛公园东门）
电话：67151482（发行部） 邮编：100061
传真：67151483 邮购：67118491
网址：www.psphpress.com
（购买本社图书，如遇有缺损页可与邮购部联系）

前言

FOREWORD

自2019年底开始的一场新型冠状病毒肺炎（简称新冠）疫情给世界带来了巨大的挑战，也深刻地提醒人们健康的体质是应对疾病、战胜疾病的基石。由于中老年人群（包括糖尿病、高血压、过度肥胖等慢性病患者）身体功能较弱、体质偏差，导致其成为新冠的易感人群，同时发病后治疗难度大、不易康复、病死率高。提高中老年人群体质健康状况不仅是个人生存与发展的需要，而且有利于国家疫情长远防控的部署与推进。有氧运动作为提高人体体质的有效手段，其效果已被国内外大量研究证实。在运动干预的过程中，提高心血管功能，尤其是微循环功能是增强人体体质的关键。微循环作为机体物质能量代谢交换的唯一场所，是机体实现营养运输与代谢废物排出的关键所在，与人体健康有着密切的关系。但进入21世纪后，我国运动医学领域有关运动与微循环关系的研究非常少，主要原因是国内运动医学领域微循环功能的评价手段和方法滞后，而国外运动医学领域早已将激光多普勒血流仪器、激光散斑成像仪等先进的微循环检测仪器应用到运动干预的研究中。为了提高我国运动医学领域微循环功能研究的水平，本研究将第六代双通道激光多普勒血流检测仪（PF6000）引入运动医学领域，使用该仪器系统研究不同体育锻炼项目对中老年人群微循环功能的影响。基于该仪器的功能，本研究在前人的研究基础上，明确提出微血管反应性（评价微循环功能的核心手段）这一概念，并将其作为本著作的研究核心（运动干预靶点）。

在内容方面，本书主要从理论知识和实践应用两个方面探讨有氧运动

（以太极拳运动为研究重点）对中老年人群微循环功能的影响。在基础理论方面，主要总结了微循环指标在国内外体育科学领域中的应用研究现状及有氧运动（常氧、低氧两个层面）对不同人群微血管反应性的影响，目前已形成多篇文献综述。通过基础理论研究，读者能较全面地了解微血管反应性的相关知识及国内外运动医学领域的研究现状，为同行研究提供较为全面的理论知识。在应用研究方面，主要使用第六代双通道激光多普勒血流检测仪（PF6000）评价太极拳运动及太极拳结合抗阻运动对中老年人群微血管反应性的影响。通过应用研究，可提供以下学术价值：①目前国内运动医学领域关于运动对微血管反应性干预效应的研究较少，很少有学者以微循环为运动干预靶点探讨太极拳运动对中老年的健康促进作用，因此本研究能为国内运动医学领域相关研究提供较好的运动干预靶点参考。②本研究针对中老年人群体质制定的精准运动处方能指导中老年人群科学运动与科学锻炼。在此运动处方下锻炼能起到较好的效果，达到增强体质的目的，减少慢性病的发生，提高慢性病的康复效果，减轻个人与社会负担，提高中老年人群的幸福感，同时为应对重大疾病的发生提供身体基础。此外，本研究进一步对运动处方的实施效果进行评估与检验，然后将其汇报给当地体育局等政府部门。③本书的基础理论部分详细阐述了微循环的基础理论知识、微血管反应性的概念及其在国内运动医学领域的研究现状等，可为同行的相关研究提供系统、详细的专业学术知识。④本研究中关于微循环功能的测试仪器及评价方法可为国内同行研究微循环与运动的关系提供一种科学、简单、方便的评价手段。⑤本书的应用研究部分关于试验设计，尤其是微血管反应性检测位点的选择，可为同行的相关研究提供有价值的参考。

本书第一章、第三章、第四章主要由胡庆华撰写，约12.3万字，第二章主要由朱欢撰写，约5.4万字。在图书即将出版之际，由衷感谢湖北民族大学运动科学研究中心成员肖哲、彭永、肖杰文、杨梅等老师提供的宝贵资料。由于著者水平有限，书中难免存在一些问题和错误，还请各位专家、读者批评指正。

目 录

CONTENTS

CHAPTER 01 | 第一章

微循环在国内外体育科学领域的应用研究现状

导言

微循环作为机体物质能量代谢交换的唯一场所，是机体实现营养运输与代谢废物排出的关键所在，与人体健康有着密切的关系。但进入21世纪后，我国运动医学领域有关运动与微循环关系的研究非常少，主要原因是国内运动医学领域对微循环功能的评价手段和方法滞后，而国外运动医学领域早已将激光多普勒血流仪器、激光散斑成像仪等先进的微循环检测仪器应用到运动干预的研究中。本章主要是在回顾前人运动与微循环关系研究历史的基础之上，对微循环指标在国内外体育科学领域的应用研究现状进行梳理与总结。本章主要内容包括微循环在国内外体育科学领域中的应用研究现状的比较、微循环在我国体育科学领域的应用研究两部分。通过阅读本章内容，能较好地了解微循环在国内外体育科学领域，尤其在我国体育科学领域中的研究现状。

第一节　微循环在国内外体育科学领域的应用研究现状的比较

导言

由于特殊的生理功能，几十年来微循环得到了医学界和体育界（运动医学）的广泛关注和研究。在医学界，许多研究表明微循环障碍与许多疾病的发生有着密切的关系，微循环指标的监测对各类疾病的早期诊断和治疗都有着重要的作用和意义。当机体出现病变时，首先是微循环发生形态和功能的改变，继而引起大循环的变化，因此微循环的病变早于大循环。在体育科学领域，运动与微循环的关系也受到了国内外学者的广泛关注，且从不同角度对两者的关系进行了研究。

一、研究的主要思路

通过对国内外相关研究文献的梳理，发现在2012年以前，国内外关于微循环在体育科学领域研究的思路主要分以下两类：一是通过对不同运动项目运动员与普通人微循环指标的比较，探讨运动员与普通人微循环指标的差异；或者对普通人进行长期或一次性的运动负荷干预，探讨长期运动或一次性运动对人体微循环指标的影响，其中以有氧运动居多。在这一研究中，国外学者的主要观察指标为微循环功能学指标，如微循环血流灌注量（MBP）、血流速度、血管反应性等；而我国学者的研究主要是对微循环的形态结构进行观察。此类研究主要是从健身的角度对运动与微循环之间的关系进行探究，主旨是为大众健身提供理论和实践支持。由于研究成果较多且研究结果较为一致，因此在此方面已形成相对统一的观点，即长期中等强度的有氧运动对机体微循环系统有着积极影响，主要表现为微循环形态结构、微血管反应性及血流动力学等指标的改善。二是单纯从竞技体育运动员能力的提升、身体机能状态的监控和运动性疲劳的诊断等角度研究运动与微循环之间的关系，尤其是运动过后微循环指标的变化。在这一类研究中，实用性和针对性最强的是将微循环指标应用于运动员身体机能状态的诊断和运动性疲劳的消除。但在此方面，无论是国外学者还是国内学者都只是对两者的关系进行初步的研究，初步证明运动员身体机能状态的变化与微循环指标有着密切的关系，但没有形成统一的评价指标、评价方法和评价标准，因此研究仍处于探索的初级阶段，尚不能成熟地应用到运动实践中去。

二、主要的观察指标和评价方法

在评价方法的选取上，国内外学者有着较大的差异，国内体育科研工作者主要使用微循环显微镜观察甲襞微循环的各项指标，更多地对微循环形态结构的变化进行检测。在研究部位上，国内体育科研工作者对其他部位微循环指标的研究较少。国外体育科研工作者则是以经皮氧分压（$TcPO_2$）、皮肤血流测定、血管反应性为主，即以评价微循环的功能为主。在测试部位的选取上，国外学者的研究涉及手部、脚部、上臂、前臂、脸部等，且细化到有毛区和无毛区的比较。

（一）甲襞微循环

皮肤覆盖全身，位置较浅，皮肤微循环的变化往往发生在某些疾病的早期阶段。在一定程度上，皮肤的微循环的变化可代表全身微循环系统功能的改变。加之皮肤微循环容易检测，因此皮肤成为评价微循环功能是否出现障碍的理想位点。而甲襞微循环作为机体末梢微循环的一部分，其直接参与皮肤及其附属组织的物质交换，并参与体温的调节。甲襞微循环的变化可在一定程度上间接反映出全身皮肤微循环的变化，因此甲襞被称为观察微循环的最佳窗口，加之测试方便、经济、无创等，一直以来，甲襞都是我国医学界及运动医学界观察微循环系统的主要部位。在体育科学领域，我国学者对微循环的研究一直沿用甲襞微循环的田牛氏加权积分法。1987 年田牛教授提出了微循环综合定量评价方法（加权积分法），规范了微循环指标的评价。具体评价为根据所观察指标的生理意义和影响的大小，将指标分类（主要包括形态类、流态类、袢周类），并细化分为 16 项指标进行评价。使用显微镜观察指标的形态结构，将各类指标从正常到严重划分为若干个等级，确定分值范围，进行加权积分。若各项指标积分越少，说明相应的指标越好。1994 年，金惠铭教授在田牛教授的基础之上提出了一套新的评价标准，即上海简易诊断标准或上海标准。截至 2008 年，我国体育科学领域关于微循环的研究基本都是采用这种方法。

（二）MBP和微血管反应性

国外学者的研究以观察微循环的血流动力学指标为主，其中最主要的研究指标是MBP的基础值和不同刺激下MBP的变化（评价微血管的反应性和血流储备能力）。研究证实，不同刺激下局部MBP的变化（血流储备能力）可较准确地反映出微血管反应性的大小，对微循环功能的诊断有着重要的价值。正常情况下，微循环血流灌注水平与机体组织器官代谢水平相适应，以保证各器官功能的正常发挥及内环境的稳定。在高强度的运动过程中，机体组织代谢活动强度明显加大，MBP随之增高，而此时MBP的储备能力能否满足机体组织代谢活动的强度将直接影响到运动员的运动能力。

目前对于微循环血流储备能力大小（反应性）的评价主要有动脉血流阻断法、局部组织加热法、离子导入法及改变体位法等。在第五代激光多普勒血流检测仪（PF5000）尚未出现以前，相关研究主要采用动脉阻断后微血管反应性充血（亦称局部血流阻断法）大小来评价微血管的舒张能力和血流储备能力。反应性充血是局部组织受压，引起周围软组织毛细血管缺血及低血氧（缺氧），解除压迫血流又进入组织，受压区域变得充血。反应性充血过程可分为两个阶段：阻断物移去后血流量快速增加直到峰值阶段（快速充血，约数秒）和由峰值恢复到基础值阶段（血流持续性补偿）。反应性充血的血流量与缺血时间呈正相关，即血流阻断的时间越长，微循环血流灌注的总量越高。在充血过程中，由血流峰值恢复到基础值的时间持续较长。通过对血管血流量的最大峰值、达到峰值所用时间、血流恢复到基础值的时间及整个充血过程中血流总量的评定，可准确地反映出微血管的舒张功能和血流储备能力，这对微循环功能障碍，尤其是血管内皮功能障碍的诊断具有重要的参考价值。但这种方法最大的缺陷是会使受试者产生一定的压迫感，依从性不好，尤其是对于老年群体。对于反应性充血的机制，许多学者认为是在代谢性血管扩张剂、内皮舒张因子、肌源性调节、感觉神经等因素共同作用下微循环功能的变化。

然而，关于反应性充血过程的内源性舒张中舒张因子的作用存在一定的分歧。多数学者认为，一氧化氮（NO）是反应性充血过程中起主导作用的舒张因子。当被压迫的血管恢复通血后，血流量明显增加，而快速增加的血流对血管壁将产生一定的压力（剪切应力），在剪切应力的刺激下，血管内皮细胞将释放血管舒张因子 NO，在 NO 的作用下，血管将进一步扩张，血流量进一步增加，继而再次通过剪切应力刺激血管产生 NO，直到血管的舒张和血流量达到最大。当血流量达到峰值后便开始逐渐下降，直到恢复基础值。但也有学者研究后认为，反应性充血过程中起主要作用的是前列环素，而非 NO。Wong BJ 研究发现，使用药物阻断一氧化氮合酶（NOS）的表达并不能使反应性充血过程中血流峰值明显下降，因此其认为在反应性充血过程中，血管剪切应力的增加并不能使 NO 的产生明显增加，NO 在反应性充血过程中并不是引起血管舒张作用的主要因素。而 Meredith IT 研究后发现，阻断 NOS 的表达后，反应性充血的血流峰值和血流总量都明显减少。对于学者 Wong BJ 的研究结果，笔者认为与其所用阻断剂的剂量和测试部位有关，其所用 NOS 阻断剂的剂量可能未达到引起血流值显著变化的生理剂量。Koller SJ 研究发现，普通健康人口服大剂量的 NOS 抑制剂（药丸）后进行功率自行车运动，NO 气体产生明显降低，但受试者皮肤血管血流量、血管扩张程度却无明显变化，因此其认为大剂量的 NOS 抑制剂对血液流变学将产生一定的影响，但不会对运动时血管的舒张产生较大的影响。

此外，不同部位皮肤微循环结构、血管紧张性的不同也会导致微血管反应性的差异。微循环血流主要由滋养性毛细血管和动静脉分流血管组成，而这两部分血流在皮肤无毛区和有毛区分布的比例有所差异，其中无毛区皮肤血管 25% 由滋养性毛细血管构成，75% 由动静脉分流血管构成，而有毛区几乎都是由滋养性毛细血管构成。此外，无毛区和有毛区皮肤微循环神经支配类型也不尽相同，有毛区受交感肾上腺素能缩血管神经和交感胆碱能舒血管神经的双重支配，而无毛区如手指、嘴唇、手掌等主要受交感肾上腺素能缩血管神经支配，其血管的开放程度可显著影响微循环血流灌注水平。这些导致有毛区和无毛区微循环血流值有着一定的差异。而血管紧张性的不同与微循环功能障碍的反应性也有着密切的关系。Nohria A 研究发现，无毛区指腹血管血流阻断后反应性充血的血流量60%依赖于 NO，而 Zhao JL 则发现前臂有毛区的皮肤对相同刺激的血管反应性无 NO 依赖。

鉴于反应性充血方法的弊端，瑞典一公司研发了新一代的激光多普勒血流检测仪，即 PeriFlux System 5000（简称 PF5000）。PF5000 激光多普勒血流检测仪采用了局部加热法（可将局部肌肉加热到 44℃），代替了之前动脉阻断血流再通法，使监测更加方便，患者的依从性更好。研究表明，将身体局部温度加热到 42~44℃ ，皮肤中的微血管可达到最大程度的舒张状态，通过比较加热前后 MBP 的改变程度可准确评价微循环最大血流储备能力和血管舒张能力的大小，对判断机体微循环功能状态有着重要作用。皮肤中的微循环系统可分为浅表层的营养性的毛细血管和深层次具有调节温度功能的毛细血管，而激光多普勒血流检测仪可穿透 1~2mm 皮肤层，其中在 0.6mm 处最为敏感，因此激光多普勒血流检测仪所检测的血流变化主要为真皮乳头下血管丛具有调节温度功能的深层次 MBP。由于任何一款激光多普勒血流检测仪都无法准确地测量出血管血流量的绝对值，因此多普勒血流检测仪的作用更多的是描述在不同刺激下血管血流量的变化，其可敏感、准确地反映出血流灌注量的变化。目前国内外一些学者已经将仪器用于体育科学领域微循环方向的研究，如我国赛艇队科研团队在备战 2012 年及 2016 年奥运会中，已使用该仪器来评价运动员微循环的功能。

此外，有学者对新一代的激光多普勒血流检测仪采用的局部加热法和其他微血管反应性的评价手段进行了比较研究，发现局部加热法优于动脉反应性充血法、离子导入法等评价手段。Agarwal SC 以健康受试者为例，对动脉反应性充血、离子导入和局部加热三种方法刺激下 MBP 改变的相对重复性进行研究，发现三种方法刺激下的 MBP 的相对值、灌注时间的重复性都较好，而灌注量相对值重复性均较差，且三种方法中局部加热方法的重复性最好。此外，Agarwal SC 对冠心病患者受试者采用了同样的方法进行研究，发现局部加热后对冠心病患者的鉴别最好。研究还认为，局部加热后引起 MBP 的变化主要是内源性 NO 依赖型。当皮肤局部加热后可刺激交感神经的缩血管神经，引起神经递质去甲肾上腺素和神经肽 Y 的释放，而神经递质与内源性受体结合后可提高 NOS 的活性，从而使 NO 的释放量增加，引起血管的扩张。

国外学者还对运动对微循环影响的机制进行了多方面的研究，其主要的思路是通过注射乙酰胆碱和硝普钠来评价微血管内皮依赖式舒张能力和非内皮依赖式舒张能力及阻断 NOS 的表达来探讨 NO 在微血管舒张中的作用等。

三、前期研究存在的主要问题

（一）测试仪器与测试手段滞后

随着科技的进步，微循环测试仪器也在不断更新与换代。微循环指标的检测包括离体和活体两类。用于微循环离体检测的主要手段有微血管灌注（包括墨汁、明胶色素灌注等）、微血管铸型、组织化学染色、微血管通透性测定（包括染料法、荧光染料法、放射性同位素法等）等，离体观察不能反映组织在正常生理下的变化情况。微循环活体检测的手段有热红外线成像、超声显像、激光多普勒技术、激光扫描共聚焦显微镜、微循环显微镜动态检测技术、光相干体层摄影术、正交偏振光谱成像等。近几年激光多普勒血流检测技术在微循环功能评价中的应用逐渐增多，并显示出良好的应用前景。激光多普勒血流技术包括血流检测技术（接触式）和血流成像技术（非接触式）两种，血流检测技术主要是使用接触式探头对（不同状态下）皮肤微循环的血流量进行检测，血流成像技术则是采用探头扫描技术记录血流影像。

在我国体育科研工作者所发表的关于微循环与运动关系的研究成果中，对于微循环指标的检测的方法基本都是使用微循环显微镜对研究对象的甲襞微循环进行检测，研究结果自然都是围绕甲襞微循环的变化而定。但由于测试仪器与测试方法不同，研究并未对微循环系统检测的指标、评价方法、测试手段等形成统一的标准，那么研究结果的实用性和针对性自然有所欠缺，而这也是影响我国在此领域研究进程的关键因素。而国外体育科研工作者早已将医学领域所用的激光多普勒血流检测仪用于微循环与运动关系及运动影响微循环机制的研究，所以，无论是从测试仪器、测试指标还是研究手段等方面比较，国外相关领域的研究都远远超前于我国的研究。但国外学者大多是从运动健康促进领域对微循环和运动的关系进行研究，而对微循环在竞技体育的应用研究较少，尤其是关于微循环指标应用于运动员身体机能状态监控的研究更是少有报道。

（二）测试部位单一且不具有针对性

虽然微循环在我国体育科学领域的研究已有几十年的历史，但前人的研究在检测部位的选取上都是甲襞微循环。在 2013 年以前的研究成果中（作者为体育科研工作者）尚未发现对甲襞微循环之外部位进行的研究。虽然甲襞这个部位对于反映微循环的功能状态具有一定的代表性，但人体不同部位微循环系统在形态结构上不尽相同，加之运动的刺激，那么甲襞微循环对全面反映微循环系统的功能具有一定的局限性，尤其是不能特异性地反映骨骼肌系统及表面微循环功能的变化。骨骼肌系统作为人体运动时的动力系统，是运动时的发动机。许多研究已经证实，大强度运动对机体的骨骼肌系统有着深刻的影响，运动时乳酸等代谢产物的积累及肌纤维的损伤会对运动后骨骼肌的功能产生不良影响，而骨骼肌结构和功能的变化最先表现为微循环障碍的发生。作为物质代谢交换的唯一场所，微循环障碍的发生不利于运动后机能的恢复和运动性疲劳的消除，进而影响运动员的竞技状态和竞技水平。若骨骼肌系统微循环的变化仅通过甲襞微循环来测定，那么评价的结果显然是不够客观的，对骨骼肌系统微循环的检测应从骨骼肌组织本身及其表面的皮肤组织出发。

此外，不同运动项目专项负荷的大小和作用部位也不尽相同，自然导致不同部位骨骼肌在运动时发挥的作用和承受的负荷具有一定的差异，而在运动后骨骼肌微循环系统的变化肯定也具有较大的差异，如果不针对运动项目的专项负荷特点对微循环进行检测，而统一选取甲襞微循环，那么评价结果的客观性、针对性将受到一定的影响。因此，应针对不同运动项目进行微循环指标检测，尤其要对骨骼肌中的微循环系统进行全面的检测，而我国在此方面的研究几乎没有涉及骨骼肌部位，这与测试仪器有极大的关系。国外体育科研工作者将激光多普勒血流检测仪等先进的测试仪器用于微循环方向研究，在检测部位的选择上有较大的空间，因此研究更具有针对性和代表性。

（三）测试指标偏重于微循环形态结构的评价

在我国已有的研究中，微循环测试指标的选择主要包括微循环的形态结构、微血管的血流状态及袢周状态等，其中形态结构包括微血管输入枝和输出枝形态结构、管袢数目、管袢形态等，血流状态包括血流速度状态、血细胞聚集程度等，袢周状态包括血管是否出血、渗透等。不可否认，这些指标从微循环的形态结构和血流动力学两个方面对微循环进行评价，能够较好地反映出微循环的变化，但这些指标更多的是从形态结构方面反映微循环的变化，不能较全面地反映出微循环系统的功能变化，尤其是对血流状态的评价只是定性地反映出血流速度的状态，而不能定量地反映出血流速度的大小。此外，对于血细胞的浓度的监测也只是定性地描述血细胞的聚集程度，同样不能定量地反映出运动血细胞的浓度。定性的研究用于对患者微循环功能状态的诊断尚可，但对竞技体育中运动员微循环功能状态的诊断具有一定的局限性。在竞技体育高速发展的今天，运动员身体机能状态的细微变化就可能对运动员的竞技状态造成较大的影响。在无明显的病理特征的情况下，运动员的身体机能状态可能已发生了较大的变化，如果仅从定性方面对运动员微循环功能状态（尤其血流动力学特征）进行诊断，那么诊断的结果将不能准确地反映出运动员身体机能状态的变化，同时也不符合当下运动员身体机能状态的精细化诊断理念。针对此点，笔者认为若能对微循环主要的血流动力学指标进行定量测定和分析，那么对提高运动员微循环功能状态和身体机能状态的诊断水平有着十分重要的作用，同时这也是微循环指标能否在运动员身体机能状态的诊断中发挥实效作用的关键。

小结

总体而言，我国在2012年之前关于运动与微循环关系的研究虽然取得了一定的成果，如提出了将微循环指标应用于运动员身体机能状态的评价和运动性疲劳的消除、探讨了不同运动方式对微循环指标的影响等，但研究也存在诸多的不足之处，致使在此领域我国和国外的研究成果存在较大的差距。主要表现为：测试复杂、测试部位不具有针对性、测试方法和测试仪器较为落后、研究手段过于单一、测试结果不够量化、偏重于形态结构的评价和研究内容过于浅显（未涉及机制研究）等。此外，甲襞微循环易受温度、生理状态的影响，对测试要求较高，这也在一定程度上限制了相关研究的开展。当然，国外学者相关的研究同样存在不足之处。虽然国外学者已将激光多普勒血流检测仪等先进仪器用于相关领域的研究，但研究更多的是从大众健康角度出发对微循环与运动的关系进行研究和界定，即偏重于微循环在运动健康促进领域的应用研究。对于微循环指标在竞技体育中的应用，国外虽然有学者对此进行了研究，但研究尚不够深入，未能深层次地挖掘微循环指标在竞技体育中的应用，尤其是未能在运动员身体机能监控中充分挖掘微循环指标的价值。我国学者虽然在测试仪器和测试方法等方面不如国外学者，但是在此方面做了一定的实证研究，对于推动微循环指标在竞技体育中的应用有着十分重要的意义。

第二节　微循环在我国体育科学领域的应用研究

导言

目前，微循环在我国体育科学领域中的研究主要包括竞技体育和运动健康促进两个方面，且两个方面都取得了一定的研究成果，尤其是激光多普勒血流检测仪在体育科学领域中的应用，大大提高了微循环在体育科学领域的研究水平。本节将分别从竞技体育和运动健康促进两个领域介绍微循环指标在我国体育科学领域的应用。

一、微循环在我国竞技体育领域的应用

2013年《体育科研》杂志上发表了两篇关于运动与微循环关系的论文，题目分别为《优秀男子赛艇运动员重大比赛前不同训练阶段 $TcPO_2$ 与 $TcPCO_2$ 的变化特点及与机能状态的关系》《不同水上运动项目优秀运动员肱二头肌微循环相关指标的研究》。虽然两篇论文未能刊载于体育学科顶尖级杂志，但其对于推动我国微循环在体育科学领域的研究有着重要的意义，该研究再次拉开了无创微循环指标在竞技体育领域的研究序幕。如前所述，甲襞微循环的田牛氏加权积分法一直以来都是体育科学领域关于微循环研究的主要观察部位和评价方法，但该评价方法在体育科学领域未能一直延续使用，以至于进入2008年以后，我国体育科学领域几乎没有关于运动与微循环关系研究成果的报道，而对于微循环指标在竞技体育中的应用研究更是鲜有报道。

（一）无创微循环指标在运动员身体机能状态监控中的应用

早在1981年陈文堉发表的一篇题为《甲襞微循环检查在运动员身体机能状态评定的初步应用》的文章中，作者便运用自己组装的仪器观察运动员微循环指标的变化，并用于运动员身体机能状态的评定，得出甲襞微循环观察可作为机能定性检查的方法之一的结论。此后，学者陈玲娟、袁琼嘉、谌晓安等也都从不同角度对微循环指标在运动员身体机能状态监控中的应用进行了一定的研究，并取得了相似的研究结果。以上研究一致认为，机体微循环结构和功能的变化与运动员身体机能状态有着密切的关系，微循环指标的监测对运动员身体机能状态的综合诊断有着重要的参考价值。此外，Szygula R也研究发现，MBP和血流储备能力与运动员身体机能状态［尤其是最大摄氧量（VO_2max）］的变化有着密切关系，可作为运动员不同训练阶段身体机能状态诊断的参考指标。但由于受到测试仪器、测试方

法、测试部位等因素的限制，我国之前的相关研究未能将微循环指标在运动员身体机能状态监控中的应用形成系统的评价方案、评价方法及评价标准。2011 年我国有研究团队将医学领域使用的激光多普勒血流检测仪首次应用到体育科学领域的研究，其中最核心的研究指标是微血管在不同生理状态下的反应性（如加热、血流阻断、药物注射、体位改变等）和血流灌注量的变化。先进仪器的使用不仅更新了评价指标，而且深化了研究思路，使研究成果更具代表性、更贴近运动实践，其中最具代表性的是应用微血管的反应性监控运动员的运动性疲劳的发生和身体机能状态的变化。目前，部分研究成果已成功地应用于国家赛艇队 2012 周期和 2016 周期奥运的备战工作，为中国赛艇项目在奥运会上获得奖牌起到了重要作用，同时也大大推动了微循环在中国体育科学领域的研究进程。新的研究从测试仪器、测试指标、测试部位、评价方法、研究对象等方面对微循环指标应用于运动员身体机能状态监控进行了完善，试图建立系统、有效的评价体系与评价标准。

1. 微血管反应性是反映机体 MBP 的有效指标

（1）微血管反应性的概念、影响因素及表示方法

微血管反应性是指 MBP 在不同生理状态下（如加热、血流阻断、药物注射、体位改变等）的变化情况，刺激后血流灌注量的变化是评价微血管反应性的关键指标。从生物学机制和机理角度来看，MBP 的影响因素包括心脏的功能（动力）、血管的通透性（回心血量）及血管舒缩功能等。从血流动力学角度来看，MBP 的影响因素包括微血管血流速度和血细胞浓度。

微血管反应性常用的表示方法有：刺激后血流灌注量变化后值、刺激后血流灌注量变化后值与基础值的差值、刺激后血流灌注量变化后值与基础值的比值或变化率等，其中国外学者研究中常用的是刺激后血流灌注量变化后值，而我国学者相关研究中多以刺激后血流灌注量变化后值与基础值的差值、刺激后血流灌注量变化后值与基础值的比值或变化率为评价指标。如果从血流灌注量的绝对值考虑，生理刺激后的变化后值与基础值的差值更为客观；

如果从相对值考虑，变化后值与基础值的比值或变化率更为客观。但研究人员认为，在评价 MBP 时，应避免将基础值作为主要因素。不同个体及同一个体不同部位微血管的密度、数量、形态等存在较大的差异，导致血流量的基础值差异较大，如果将基础值作为主要因素来衡量血流灌注量可能导致评价结果的误差偏大，所以用变化后值或变化后值与基础值的差值更为客观。在各种生理刺激后，尤其是微血管达到最大的舒张状态时，由结构所导致的血流灌注量的个体差异将会减小。

（2）微血管反应性的生物学意义

微循环作为机体物质能量交换和代谢废物排出的唯一场所，其功能的发挥与微血管的反应性、血流灌注水平等有着直接的关系。不同刺激下的局部 MBP 的变化可准确地反映出微血管反应性的大小，对微循环系统功能的诊断有着重要的价值。在安静状态下，微循环血流灌注水平与机体组织器官代谢水平相适应，以保证各器官功能正常发挥及内环境稳定。但在高强度的运动过程中，机体组织代谢活动强度明显加大，MBP 随之增高，此时组织 MBP 的储备能力能否满足组织代谢活动的强度将直接影响到运动性疲劳的发生和运动能力的保持，故在高强度的刺激下，微血管反应性对身体能力的保持有着重要的作用。研究表明，长期的运动训练，尤其是有氧运动可提高微血管的反应性，对提高微循环的功能有重要作用，而其中的生物学机制是运动提高了血管的内皮依赖式舒张能力。但也有研究认为长期的有氧运动并不能显著提高微血管的反应性。Helena L 等研究发现，长距离自行车运动员与普通健康人微血管反应性充血的血流峰值差异不大，不具有显著性差异。导致这种结果的可能原因是微血管反应性充血血流峰值的大小主要反映微循环结构的变化（如毛细血管密度、细胞骨架重新分配），并不能反映微循环（内皮细胞）功能的改善（如血管舒张能力的提高），长期的有氧运动提高了血管平滑肌细胞对 NO 供体的敏感性，但不能引起微血管数量与结构的显著改变。除微循环系统内在的生理特征外，测试部位的不同（如皮肤有毛及无毛）、受试者机能状态等因素也可能是导致研究结果差异的重要因素。对此，仍需要做进一步的比较研究，尤其是同一刺激下 MBP 的变化。

(3) 微血管反应性的评价方法

目前，对于微血管反应性的评价主要集中在手部、上臂、前臂、大腿、脚部等位置皮肤微循环的大小。机体的热量平衡主要由皮肤的血液循环调控，静息时皮肤的血流量约为心输出量的5%（每分钟0.25L），而当皮肤温度升高时，其血流量可达每分钟6~8L，约占心输出量的60%，相反，在极端低温期间，皮肤血流量几乎可以忽略不计，而这种变化的发生主要源于皮肤微循环在不同状态下的开放程度和数量，因此对不同状态下皮肤微循环血流灌注情况进行评价和监测可了解皮肤血流的灌注情况。

①动脉血流阻断法

在第五代激光多普勒血流检测仪（PF5000）尚未出现以前，主要采用动脉阻断后微血管反应性充血（亦称局部血流阻断法）来评价微血管的舒张能力和反应性。反应性充血是局部组织受压，引起周围软组织毛细血管缺血及低血氧（缺氧），解除压迫血流又进入组织，受压区域变得充血。反应性充血过程可分为两个阶段：当阻断物移去后血流量快速增加直到峰值阶段（快速充血，约几秒）和由峰值恢复到基础值阶段（血流持续性补偿），反应性充血的血流量与缺血时间呈正相关，即血流阻断的时间越长，微循环血流灌注的总量越高。在充血过程中，由血流峰值恢复到基础值的时间持续较长。通过对血管血流量的峰值、达到峰值所用时间、血流恢复到基础值的时间及整个充血过程中血流总量的评定可准确地反映出微血管的舒张功能和血流储备能力的大小，对微循环功能障碍，尤其是血管内皮功能障碍的诊断具有重要的参考价值。但这种方法最大的缺陷是会使受试者产生一定的压迫感，依从性不好，尤其是对老年群体来说。对于反应性充血的机制，许多学者认为是在代谢性血管扩张剂、内皮舒张因子、肌源性调节、感觉神经等因素共同作用下微循环功能的变化。

②局部肌肉加热法

鉴于反应性充血方法存在的弊端，瑞典某公司研发了新一代的激光多普勒血流检测仪，即 PF5000。PF5000 采用了局部加热法（可将局部肌肉加热到 44℃，代替了之前动脉阻断血流再通法，使检测更加方便，患者的依从性更好），将身体局部温度加热到 42~44℃，皮肤中的微血管可达到最大程度的舒张状态，表现出最大的反应性，通过比较加热前后 MBP 的改变程度，可客观评价组织微血管最大血流储备能力和血管舒张能力，对判断机体微循环功能状态有着十分重要的意义。目前国内也已有体育科研工作者将该仪器用于微循环方向的研究，如中国赛艇队科研团队在备战 2012 年及 2016 年奥运会中便使用该仪器来评价运动员微循环的功能。

③药物注射法

乙酰胆碱和硝普钠作为血管扩张剂，通过离体和在体注射可引起微血管内皮依赖式和非依赖式的舒张，这种方法可用于运动影响微血管反应性的生物学机制研究。关于运动对 MBP 的影响机制，主要的观点是“剪切应力理论”，即随着运动强度的增大，微循环中的血流量将会增加，血流量对血管壁的剪切应力会随之增大，血流对血管的剪切应力将促进微血管内皮细胞内源性 NO 的生物利用度（主要表现为血管平滑肌细胞对 NO 敏感性的提高和 NOS 活性的提高及基因的表达）及非药理性的血管舒张。

④改变体位法

当机体由平卧位、坐位到站立位时，在重力等因素的作用下，下肢的 MBP 会发生一定的变化，可针对微血管对体位改变后的适应性和反应性进行评价，但这种研究方法不能对运动，尤其高强度运动状态下微血管的反应性进行客观评价。

综上所述，微血管反应性（血流灌注量）影响因素、评价方法与训练应用关系如图 1 所示。

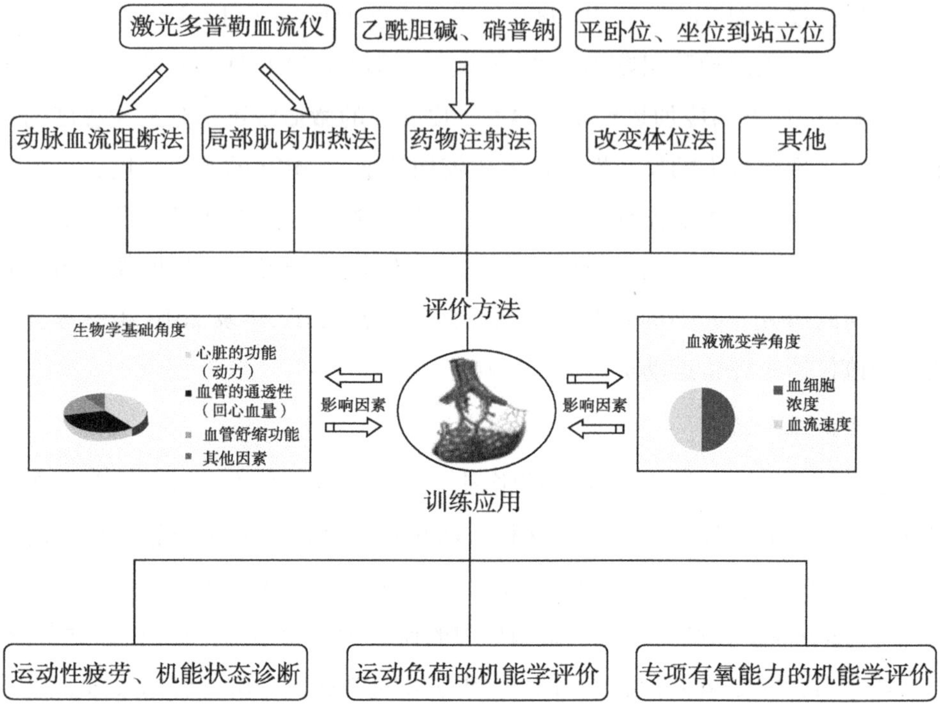

图 1　微血管反应性（血流灌注量）影响因素、评价方法与训练应用关系

2. 微血管反应性相关指标与运动员身体机能状态间的关系（图 1）

虽然国内外早已有将微循环指标应用于运动员身体机能状态监控的报道，但研究主要从微循环形态结构、血流状态等方面对两者的关系进行定性研究或描述，而关于不同生理状态微血管反应性与运动员身体机能状态关系的直接研究较少。在体育科学领域，国内学者对微循环指标测试的仪器一直以微循环显微镜为主，而激光多普勒系列的血流检测仪器使用较少，研究仪器的局限使相关研究出现了技术瓶颈。2011 年之前，我国尚未有体育科研人员将医学领域所用的激光多普勒血流检测仪等高端微循环指标检测仪器应用于体育科学领域，而国外学者很早就将激光多普勒血流检测仪应用于体育科学领域，但研究主要偏重于大众健身、疾病康复等，而关于竞技体育的研究涉及较少。

微血管反应性反映了微循环在不同生理状态下的血流变化情况，与机体物质能量代谢的交换速率、运动性疲劳发生与消除有着密切的关系。近年来，微血管反应性已被教练员、科研人员用作不同训练阶段运动员运动性疲劳的发生、过度训练的发生及赛前状态的检测指标。不同生理状态下的 MBP 作为评价微血管反应性的关键指标，从血流动力学角度，其综合了微血管血流速度和血细胞浓度两个指标的变化信息，对微血管血流动力学的客观判断有着重要的意义。目前国内外关于微血管反应性与运动性疲劳、运动员机能状态关系的直接研究较为有限，但关于血流速度和血细胞浓度两个（子）指标与运动员运动性疲劳的发生和机能状态变化关系的研究较多。

（1）血细胞浓度（血细胞数量、血红蛋白含量）与运动性疲劳、机能状态

血细胞浓度［血红蛋白（Hb）含量］作为反映耐力性运动员机能状态和有氧能力的重要指标之一，在运动实践中被广泛应用。然而，在运动实践中，血细胞浓度对于判断运动员有氧能力和机能状态存在一定的缺陷。如受测试仪器、成本等因素的限制，运动队对运动员 Hb 的测定以浓度测试为主，单独的浓度测试并不能很好地反映出运动中 Hb 的总量，同时也不能反映出血液的血流速度。在运动过程中，血浆从血管间隙流向组织液，肾上腺素会刺激脾脏收缩，释放一定量的红细胞进入血液，此外自然高温、高湿环境都可能引起血细胞浓度和血液黏度增大，Hb 含量升高，导致血流不畅和慢性缺氧，从而引发疲劳，尤其是在高原训练过程中这种现象更为普遍。此外，血液黏度和血流阻力的增大还会限制心输出量并使 VO_{2max} 下降，尤其是血液黏度的大小与耐力性运动员运动时达到运动性疲劳的时间（心率为 170 次/分钟或者摄氧量达到最大）有着密切的关系。但也有研究认为，红细胞比容的增加并不总是会引起血液黏度的升高。该试验选择 16 名耐力运动员在接受（$n=10$）和不接受（$n=6$）高住低练 4 周后，用等容血液稀释法（静脉切开和/或血浆容量扩张器）分开，重新调整红细胞体积和血浆量至基线值，发现所有受试者训练红细胞比容都有所增加，但血液黏度没有任何显著变化，该研究认为训练期间通过降低血浆黏度可以弥补红细胞比容的增加，从而限制其对血液

黏度的影响。在训练中，血浆黏度的下降可能是一种补偿性反应，以限制血细胞比容上升对血液黏度的影响。

（2）血细胞运行速度与运动性疲劳、机能状态

在决定 MBP 的因素中，血细胞的运行速度是关键因素。微血管、动脉血管血细胞运行速度与运动能力、运动性疲劳都有着密切的关系。Broxterman 研究发现，血管尤其是小血管、微血管血流速度的减慢是加剧外周和中枢疲劳发展的关键原因，并且延缓了运动后外周和中枢疲劳的消除。Bharat 研究发现，血流量尤其是脑部血流量减慢是慢性疲劳发生的关键原因，且这一影响因素发生在慢性疲劳的早期。Naoe 研究发现，当室内的污染物增加时，脑部血流量减慢将会导致机体工作能力下降及慢性疲劳。故血流速度减慢，尤其是微血管、小血管血流速度减慢可导致机体工作能力下降，诱发慢性疲劳。

（3）微血管反应性（血流灌注量）与运动性疲劳、机能状态

虽然血细胞浓度和血流速度与运动性疲劳的发生、机能状态的变化有着直接的关系，但关于微血管反应性（两者的综合）与运动性疲劳、机能状态关系的直接研究不多，且主要集中在国外学者。Marko 研究发现，与一般健康的年轻人相比，专业的赛艇运动员在大强度运动结束后身体机能下降的幅度更大，其中微血管反应性、血管内皮依赖式舒张能力的大幅度下降和机体较低的抗氧化水平是关键诱因。Mathias 研究发现，当限制膝关节的血流灌注量时，自行车运动员低强度动态膝关节伸展至疲劳的时间较不限制时明显减少，但肌肉的最大活动强度无明显变化。Joshua 研究发现，当受试者以 75%VO_{2max} 和 85%VO_{2max} 各运动 20 分钟后，活动手臂皮肤和非活动手臂皮肤的 MBP 都明显降低。Barbosa 研究发现，对受试者一侧肢体进行微血管缺血预处理可以改善运动肢体肌肉的收缩和舒张能力，并延长肌肉达到疲劳状态的时间。

在赛艇项目中，张昊楠研究得出奥运会赛前训练期间赛艇运动员微血管反应性的变化与睾酮（T）、Hb（$P<0.05$）呈正相关，与血尿素（BU）（$P<0.05$）、肌酸激酶（CK）（$P<0.05$）呈负相关，其可作为运动员身体机能状态监控的无创性指标。刘婷婷通过对不同水上运动项目微血管反应性与

运动员身体机能状态关系的研究，也得出了相似的结论。Szygula R 研究发现，当运动员（排球）处于良好的竞技状态（VO_{2max}增大）时，其微血管反应性随之增加，反之则降低。在亚高原训练阶段，有学者得出相似的结论。朱天钧研究发现，亚高原训练期间赛艇运动员微血管反应性的变化与运动员身体机能状态存在一定的关系，可作为运动员身体机能状态监控的无创性指标之一。但在高原训练阶段，相关研究结论尚不够明确。朱欢等研究发现，高原训练期间赛艇运动员微血管反应性的变化与 BU、CK 呈负相关，与 Hb 呈正相关，但基本都无统计学的差异，表明高原训练微血管反应性与运动员机能状态的相关性不够。

综上所述，微血管反应性的大小与运动性疲劳的发生有着直接的关系，可作为运动员身体机能状态诊断、疲劳消除的无创性指标。但在高原训练阶段，研究结论尚不够明确。高原上特殊的缺氧、干燥的自然环境、海拔高度及运动负荷对运动员微血管反应性、身体机能状态造成了复杂的影响，其中的变化特点和关系尚不明确。

（二）无创微循环指标在运动训练中的应用研究

1. 基础理论研究

(1) 监测位点的选择

监测位点的选择是研究的第一步，同时也是极为重要的一环。若不能选择合适的监测位点，那么相关研究结果的针对性和可靠性将大打折扣。虽然机体不同部位微循环系统的功能相同，但不同部位微循环的形态结构却有一定的差异。如前文所述，不同部位的微循环在形态结构和血管的反应性方面不尽相同。加之运动的刺激，不同部位微循环指标的差异性更大。如微循环血流灌注水平与该部位肌肉的运动强度、密度相适应，运动频率和幅度越大的部位，MBP 越高。李利研究发现，额部、眼角部、手背部及前臂四个部位的微循环形态结构不尽相同，因此在观察微循环指标时应根据测试部位选取合适的监测位点。宋丹丹研究发现，健康人的手部、面部、腰部及胫前区等部位微循环形态结构及血流灌注水平具有一定的差异。Rendell MS 则认为人体不同部位的血管密度具有一定的差异，而这些差异将会导致微循环血流灌注水平的不同。此外，还有研究发现同一部位不同位点的微血管密度和微循环的功能状态也有着一定的差异。针对不同部位及不同位点微循环形态结构的差异，有学者提出在对机体微循环指标进行测试，尤其是对微循环血流灌注水平（包括血流速度、血细胞浓度）进行测试时，应围绕中心测试位点进行多位点测试及多次测试，并求平均值。

作为国内独家将最新一代激光多普勒血流检测仪应用于运动员微循环系统功能的诊断及其与运动员身体机能状态关系研究的科研团队，国家赛艇队科研团队在研究之初就极为注重符合赛艇专项特点监测位点的选择。围绕测试位点的选择，笔者所在的团队使用最新一代的激光多普勒血流检测仪对 12 名国内优秀的男子赛艇运动员右侧肱二头肌、肱桡肌、股四头肌、腓肠肌四个部位的肌肉（定点）及同一肌肉不同空间的位点进行多次测试，得出赛艇运动员肱二头肌微循环血流灌注水平最高，同时研究还发现同一块肌肉不同空间的位点微循环血流灌注水平具有一定的差异，但差异不大，因此认为对赛艇运动员 MBP 及其相关指标进行测试时应以肱二头肌的最高点为主，且应固定测试位点。对于赛艇运动员不同部位肌肉微循环血流灌注水平的差异，笔者认为除了前述的生理及解剖差异，长期的运动对肌肉微循环系统的影响也是较为重要的原因。因此在当前的研究中，笔者所在的团队在进行微循环指标的监测时，以肱二头肌最高点为主，在此基础上力求全面、系统地获悉赛艇运动员肱二头肌微循环指标与运动负荷和运动员常规机能指标的关系，但研究兼顾其他肌肉位点及肱二头肌其他位点微循环指标的测试，以期更加全面地获得赛艇运动员不同肌肉及同一肌肉不同位点微循环指标的变化特点。总之，目前笔者所在的团队在研究检测位点上秉承了抓重点、求全面的主旨。

为了使研究更具实用性、针对性，笔者认为后期在对运动员进行微循环指标监测时应充分考虑以下几点：一是虽然随着多探头激光多普勒血流检测仪的使用，微循环指标的监测将更加系统、全面，但不可否认，目前的监测仍以几块重要的肌肉为主。运动员身体机能状态的变化具有全身性、整体性特点，选择性位点的监测难免具有一定的局限性，因此相关的研究应选取最能反映运动项目专项特点的监测位点，且位点的选择应具有一定的系统性、全面性。二是在选择位点时，应充分考虑皮肤的有毛区和无毛区。三是在仪器检测探头的选择上，引进更为先进的探头设备，如检测位置更深、一次性可检测多部分的探头等。

（2）不同性别运动员微循环指标变化特点的比较

作为基础研究中的重要一环，厘清不同性别运动员微循环指标变化的特点对于研究结果的客观性有着重要的作用。基于生理功能特点和解剖结构的差异，不同性别运动员微循环系统存在一定的差异，那么在研究中可能就要针对不同性别运动员进行区别性研究。此外，对于赛艇运动员，同一性别的运动员不同级别之间由于体重的差异可能也存在一定的差异。不可否认，这些问题若不能较好地解决，势必会对研究结果造成很大的影响。为此，科研团队对不同性别和不同级别的赛艇运动员微循环指标进行了系统的比较和研究。

对于不同性别人群（排除女性生理期）MBP 等指标的差异，学者宋丹丹、刘蜜等对我国不同性别的健康人不同部位皮肤 MBP 进行测试后发现，不同性别的人群 MBP 不存在显著的差异。但 MBP 在女性生理期有着较大的变化，由于性激素（主要是雌激素）的变化，月经期女性 MBP 明显降低。虽然正常的健康人 MBP 不存在显著的性别差异，但在长期的运动负荷刺激下，男女的 MBP 等指标是否存在显著差异不得而知。朱欢等通过对不同性别赛艇运动员肱二头肌 MBP 比较后发现，男子赛艇运动员 MBP 基础值大于女子赛艇运动员，MBP 储备能力却小于女子赛艇运动员，两者均无显著性差异。虽然不同性别赛艇运动员 MBP 较为接近，其影响因子运动血细胞浓度（CMBC）、血细胞平均运动速度（AVBC）（MBP＝CMBC× AVBC/100）却具有一定的差异，尤其是基础值。男子组 CMBC 基础值显著低于女子组，而 AVBC 基础值显著高于女子组。表明男子赛艇运动员微循环血流储备能力的提高主要依赖于 CMBC 储备能力，而女子赛艇运动员微循环血流储备能力的提高主要依赖于 AVBC 储备能力。

根据研究结果，得出赛艇运动员MBP不存在明显的性别差异，表明运动负荷对不同性别运动员微循环系统功能的影响不存在性别差异。若体育科研中单独就MBP储备能力进行研究则不必针对性别进行分组；若综合MBP基础值的变化应对性别这一因素加以注意。但由于条件的限制，研究未对女子赛艇运动员生理期微循环指标的变化特点做进一步研究。因此对于女子运动员生理期微循环指标的变化特点尚不得而知。

（3）不同体重级别运动员微循环指标变化特点的比较

不同体重级别的运动员由于肌肉质量的不同，微循环系统有着一定的差异。许多运动项目都有重量级别之分，如赛艇运动员有轻量级和公开级之分，那么在对不同重量级别运动员进行微循环功能评价时应参照不同的评价标准。对于不同重量级别运动员MBP的比较，科研团队通过对77名国家队不同重量级别的赛艇运动员及24名不同性别的普通健康人（男、女各12名）右侧肱二头肌MBP比较，得出我国公开级赛艇运动员微循环血流储备能力正常值应在160PU以上，轻量级赛艇运动员应在120PU以上。同时，研究也得出不同性别运动员之间MBP无明显差异。但本研究只是对不同重量级别赛艇运动员微循环指标进行了比较，缺少与其他运动项目的横向比较。

（4）不同运动水平运动员微循环指标的比较

微循环作为人体的“第二心脏”，是运动时机体能源物质交换、代谢废物排出的直接场所，同时也是唯一通道。MBP作为微循环功能发挥的载体，其对判断机体微循环系统及能量代谢系统功能状态有着极其重要的作用，尤其在高强度、大负荷下，微循环血流储备能力与机体物质能量代谢水平相适应对于运动员运动能力有着重要的决定作用。通过对运动员MBP（尤其是微血管血流储备能力）进行监测可及时了解运动员代谢系统功能状态及疲劳状况，对进一步判断运动员竞技状态及运动负荷的科学合理安排有着十分重要的作用。基于生理功能特点、解剖结构及训练年限的差异，不同运动水平运动员微循环系统的功能具有一定的差异，而这种差异决定了运动员对运动负荷的承受能力和机能表现。训练计划的科学、合理制订对运动员训练效果的有效累积及运动成绩的提高起着至关重要的作用。

通过对58名国家队不同运动水平的男子赛艇运动员及10名普通男性健康人右侧肱二头肌MBP比较后，发现长期的有氧耐力训练可明显提高机体微循环最大血流储备能力，且运动水平越高、年限越长，机体微循环最大血流储备能力越大。不同等级赛艇运动员微循环最大血流储备能力有着较大的差异，尤其是一级运动员显著低于健将级运动员，因此一级运动员训练计划（量与强度）的安排应有别于健将级运动员，尤其应注意对训练负荷量的把控。此外，科研团队通过对安静状态下多名水上项目优秀运动员的肱二头肌微循环相关指标的观察发现：不同等级运动员的微循环状况不尽相同，一级运动员的MBP、血细胞运行速率要明显比健将级和二级运动员好，并且血液的携氧能力（$TcPO_2$）也较好；在血流储备能力方面，健将级运动员的MBP、血细胞运行速率、血细胞浓度储备能力最好，二级运动员相对最差。笔者认为不同等级运动员微循环指标的差异是显然的，运动等级越高，运动员微循环功能越好，对运动负荷的承受能力越强。但不同等级运动员微循环指标的变化并非与运动等级直线相关，尤其是MBP的基础值，其中的特点和机制仍需要进一步探讨。

造成不同等级赛艇运动员微循环血流储备能力差异的主要机制可能与运动员微循环系统改善程度有关。运动训练作为体育运动的核心组成部分，其本质就是通过反复的身体练习给予机体各器官系统一系列的生理负荷刺激，使人体在形态结构、生理功能和生化等方面不断发生破坏与重建，从而产生一系列积极的适应性变化。微循环是人体重要组成部分，在运动负荷的刺激下，其不断发生破坏与重塑，最终达到一种稳态，而这种稳态的建立与运动员对运动时缺血缺氧刺激的适应能力相关。在本研究中，一级运动员主要为国青队队员，虽然达到了一级运动水平，但其运动年限较短且年龄较小，机体微循环系统尚未完全发育成熟，对运动时产生的缺血缺氧刺激不能较好地适应，进而导致运动对微循环系统塑造程度有限；健将级运动员尤其是国际健将其微循环系统已完全发育成熟，能较好地适应训练过程中的负荷强度及负荷量，尤其是对运动时产生的缺血缺氧刺激能较好地适应，其微循环系统在一级及国家健将级运动员基础上建立了更佳的稳态，使其微循环功能优于其他级别运动员。

2. 应用性研究

（1）运动负荷的科学性、合理性的评价

训练计划的科学制订和运动负荷的合理安排是运动员运动成绩提高的关键因素，若训练负荷和训练强度过大，势必会引起运动员机体一系列的不适反应，而作为物质能量交换站的微循环系统则不可避免地受到较大的影响。对训练期间微循环指标变化的监测可在一定程度上反映出训练负荷和训练强度的大小。张昊楠研究发现，微循环功能的变化与训练强度密切相关，高强度训练会抑制机体微循环功能，中低强度的训练则会促进机体微循环功能的提高。高炳宏对 6 周高原训练期间优秀男子赛艇运动员肱二头肌无创微循环相关指标变化特点进行研究后发现，高原训练期间运动员微循环指标的变化与高原缺氧环境和运动负荷的安排有着密切的关系。朱欢研究发现，$TcPO_2$与经皮二氧化碳分压（$TcPCO_2$）的比值对评价运动负荷对运动员的刺激程度有着重要的参考作用，同时 $TcPO_2$的测定还可将高原训练中运动员毛细血管的含氧量进行量化。总体而言，通过对训练前后微循环指标变化的比较可在一定程度上对教练员训练计划进行判断，即从机能学角度对训练计划的科学性、合理性进行判断。

（2）运动员专项能力的评价

作为运动时物质能量代谢交换的中转站，微循环系统的功能与运动员的有氧能力有着密切的关系，尤其是微循环最大血流储备能力对运动员有氧能力的大小有着重要的影响。鉴于 VO_{2max}测试的烦琐、Hb 指标的片面性，用微循环最大血流储备能力评定运动员的有氧能力或许可成为一种新的手段。朱欢通过对高原训练期间男子赛艇运动员肱二头肌微循环最大血流速度储备能力的变化与常规机能指标关系的研究，发现微循环最大血流储备能力的变化与运动员有氧能力的变化及 Hb 的变化具有一致性。将微循环最大血流速度储备能力与 Hb 共同用于运动员有氧能力的评价，可从血细胞浓度和血流速度两个方面对运动员血液循环效率进行评定，不仅评价结果客观、可靠，而且测试简单、无创。此外，气体指标 $TcPO_2$可准确、实时地反映出机体毛细血管的蓄氧、携氧能力，对判断运动员的身体机能状态和有氧能力也有着极其重要的参考价值，同时 $TcPO_2$的测定还可将高原训练中运动员毛细血管的含氧量进行量化。

虽然目前通过对高原训练前后运动员有氧能力的评定及微循环指标测试的研究，已初步得知微循环血流储备能力、$TcPO_2$与运动员有氧能力之间关系密切，在一定程度上可用于运动员有氧能力的评定，但仅是定性研究，对于两者之间定量关系的研究尚不足，今后应多角度对两者的关系进行定量研究。

综上所述，当前无创微循环指标在我国体育科学领域的应用研究（竞技体育）如表 1 所示。

表 1　当前无创微循环指标在我国体育科学领域的应用研究（竞技体育）

作者	研究方案	观察指标	主要结果与结论
朱天钧（2012）	对亚高原训练期间赛艇运动员微循环指标的变化（激光多普勒血流检测仪）与运动员机能状态之间的关系进行研究	MBP、CMBC、AVBC 的基础值及局部肌肉加热后（44℃）的变化值；Hb、BU、CK、T、皮质醇（C）等常规机能指标	微循环指标的变化特点与运动员机能状态存在一定的关系，可作为运动员身体机能状态监控的无创性指标之一
张昊楠等（2013）	对奥运会赛前训练期间赛艇运动员微循环指标（激光多普勒血流检测仪）与运动员机能状态的关系进行研究	$TcPO_2$、$TcPCO_2$；Hb、BU、CK、T、C 等常规机能指标	微循环指标的变化趋势与常规机能指标呈现出一定的相似性，微循环指标可在一定程度上反映出运动员机能状态的变化，同时研究还发现运动员微循环指标的变化与运动强度关系密切
刘婷婷等（2013）	对不同水上运动项目微循环指标（激光多普勒血流检测仪）与运动员机能状态关系进行研究	MBP、CMBC、AVBC 的基础值及局部肌肉加热后（44℃）的变化值、$TcPO_2$；Hb、BU、CK、T、C 等常规机能指标	不同运动项目运动员微循环相关指标的变化与传统运动员身体机能状态监控的生化指标之间存在一定的相关性

续表

作者	研究方案	观察指标	主要结果与结论
朱欢等（2014）	使用激光多普勒血流检测仪对12名国内优秀的男子赛艇运动员右侧肱二头肌、肱桡肌、股四头肌、腓肠肌四个部位的肌肉（定点）及同一肌肉不同空间位点的微循环指标进行多次检测	MBP、CMBC、AVBC的基础值及局部肌肉加热后（44℃）的变化值	赛艇运动员肱二头肌微循环血流灌注水平最高；同一块肌肉不同空间的位点微循环血流灌注水平具有一定的差异，但差异不大
朱欢等（2015）	使用激光多普勒血流检测仪对不同性别赛艇运动员肱二头肌微循环指标进行比较	MBP、CMBC、AVBC的基础值及局部肌肉加热后（44℃）的变化值	男子赛艇运动员MBP基础值大于女子运动员，MBP储备能力却小于女子运动员，但两者均无显著性差异
朱欢等（2015）	使用激光多普勒血流检测仪对不同重量级别赛艇运动员肱二头肌微循环指标进行比较	MBP、CMBC、AVBC的基础值及局部肌肉加热后（44℃）的变化值	我国公开级赛艇运动员微循环血流储备能力正常值应在160PU以上，轻量级赛艇运动员应在120PU以上。同时研究也得出不同性别运动员MBP之间无明显差异
朱欢等（2015）	使用激光多普勒血流检测仪对不同运动水平赛艇运动员肱二头肌微循环指标进行比较	MBP、CMBC、AVBC的基础值及局部肌肉加热后（44℃）的变化值	不同等级赛艇运动员微循环最大血流储备能力有较大的差异，尤其是一级运动员显著低于健将级运动员
朱欢等（2016）	对高原训练期间男子赛艇运动员肱二头肌微循环最大血流速度储备能力（激光多普勒血流检测仪）的变化与常规机能指标关系进行研究	MBP、CMBC、AVBC的基础值及局部肌肉加热后（44℃）的变化值；Hb、BU、CK等常规机能指标	微循环最大血流储备能力在一定程度上可用于运动员机能状态尤其是疲劳状态的诊断，其与BU共同作用于评价运动员机能状态可较单纯的BU更加客观

续表

作者	研究方案	观察指标	主要结果与结论
高炳宏等（2016）	对6周高原训练期间优秀男子赛艇运动员肱二头肌无创微循环相关指标（激光多普勒血流检测仪）变化特点与运动负荷关系进行研究	MBP、CMBC、AVBC的基础值及局部肌肉加热后（44℃）的变化值	高原训练期间运动员微循环指标的变化与高原缺氧环境和运动负荷的安排有着密切的关系
朱欢等（2016）	对高原训练期间男子赛艇运动员肱二头肌微循环指标（激光多普勒血流检测仪）的变化与常规机能指标关系进行研究	$TcPO_2$、$TcPCO_2$	$TcPO_2$、$TcPCO_2$比值对评价运动负荷对运动员的刺激程度有重要参考作用，同时$TcPO_2$的测定还可将高原训练中运动员毛细血管的含氧量进行量化
张昊楠等（2017）	通过对奥运会赛前6周运动员微循环血流储备能力的变化与常规机能指标关系的研究，探讨微循环血流储备能力用于运动员机能状态监控的可行性	MBP、CMBC、AVBC的基础值及局部肌肉加热后（44℃）的变化值	微循环血流储备能力在评价训练强度对机体疲劳积累的影响时更敏感，其变化与常规生化指标变化特点具有一定的一致性，可在一定程度上作为运动员身体机能状态评价和疲劳程度判断的一项无创性指标
朱欢等（2019）	采用文献资料法总结微血管反应性在耐力性运动员训练中的应用	微血管反应性	微血管反应性与耐力性运动员运动性疲劳的产生、身体机能状态的变化有着密切关系，可作为运动员身体机能状态监控的无创性指标，但在高原训练阶段相关研究的结论尚不明确
董徽徽等（2019）	观察下肢间歇负压疗法对男子赛艇运动员股四头肌皮肤MBP的影响，为该方法的实际应用提供理论依据	MBP、CMBC、AVBC的基础值及局部肌肉加热后（44℃）的变化值	下肢间歇负压疗法可改善男子赛艇运动员股四头肌皮肤微循环血流状态，对促进体能的快速恢复有着积极作用

续表

作者	研究方案	观察指标	主要结果与结论
朱欢等（2020）	采用文献资料法总结有氧运动对普通人群、运动员、慢性病患者微血管反应性的干预效应及可能机制，为有氧运动干预过程中微血管功能的研究提供理论支撑	微循环相关指标	有氧运动能提高普通人群（中老年）、耐力性运动员微血管反应性，预防与减少慢性病的发生，提升运动表现；微血管流体剪切应力增大是有氧运动提高微血管反应性的主要生物学机制

二、微循环在我国运动健康促进领域的应用

微循环作为机体物质与能量交换的唯一场所，与人体健康有着密切的关系，如许多疾病在发病的最初阶段，微循环系统功能已发生异常，而在疾病的康复过程中，微循环功能是否恢复也成为疾病能否康复的重要评价指标。目前，微循环在我国运动健康促进领域的相关研究较少，但随着激光多普勒血流检测仪在该领域中的使用，相关研究成果不断涌现，其中湖北民族大学运动科学研究中心是目前系统研究运动与微循环健康促进关系的主要单位，其代表性研究成果如表 2 所示。

表 2　湖北民族大学运动科学研究团队相关的研究成果

作者	研究内容	主要研究结论	成果发表期刊
姚毅，朱欢等（2022）	介绍中老年人微循环功能变化特点及有氧运动对微循环功能的干预效应，为运动改善中老年人微循环功能提供理论依据	中老年人微循环功能会呈现出增龄性下降的特点，如内皮细胞扩张功能障碍、血管病变、炎症反应增加、温度调节机制紊乱等。有氧运动可显著改善微血管内皮功能，提高血管舒张能力，逆转中老年人微循环功能的下降	湖北科技学院学报（医学版）

续表

作者	研究内容	主要研究结论	成果发表期刊
肖哲，朱欢等（2022）	比较最大脂肪氧化强度（FATmax）下的有氧运动和有氧结合抗阻运动对肥胖大学生微循环功能的影响及机制	10周基于FATmax的有氧运动和有氧结合抗阻运动均能降低肥胖大学生体质量、体脂率、身体质量指数（BMI）及胰岛素抵抗指数（HOMA-IR），且有氧结合抗阻运动在改善微血管反应性、胰岛素抵抗方面效果更佳。另外，运动可能通过改善NO、内皮素（ET-1）、血管内皮生长因子（VEGF）等因子水平提高肥胖大学生微循环功能	中国全科医学杂志
周慧敏，朱欢等（2022）	比较长期体育运动对大学生微循环功能和BMI的影响，并分析BMI变化与微循环功能的相关性	长期体育运动可提高大学生微循环功能、降低BMI指数，且BMI与微循环功能呈显著负相关，BMI指数的降低可能是长期体育运动提高微循环功能的原因之一	湖北师范大学学报（自然科学版）
胡庆华，朱欢等（2021）	研究12周太极拳运动对中老年轻度高血压患者微血管反应性的影响，并探讨微血管反应性变化的机制	12周太极拳运动能提高中老年轻度高血压患者微血管反应性、降低血压，并能提高患者NO含量、钙依赖型NOS活性，内源性NO生成增加是太极拳运动提高高血压患者微血管反应性的生物学机制之一	中国应用生理学杂志
周术锋，朱欢，胡庆华等（2021）	探讨不同剂量的有氧运动对习惯久坐大学生微循环功能的影响，为指导大学生科学体育干预性行为提供参考	有氧运动影响身体微血管反应及内源性NO水平，持续12周、每周≥3次的有氧运动能通过促进内源性NO的生成，提高久坐大学生微血管反应性，但每周1~2次的有氧运动对微血管反应性无显著影响	中国学校卫生
杨梅，朱欢等（2021）	探讨长期有氧运动对大学生微循环功能和VO_2max的影响，并对微循环功能与VO_2max的关联性进行研究	长期有氧运动能降低大学生安静时MBP，提高微血管反应性和$TcPO_2$，微血管反应性的改善可能是有氧运动提高VO_2max相对值的重要外周生理学机制之一	中国学校卫生

续表

作者	研究内容	主要研究结论	成果发表期刊
朱欢，万利等（2021）	综述近年来低氧适应和低氧运动对慢性病患者微血管反应性的干预效应及机制研究进展，为低氧干预下慢性病患者微血管功能的研究提供依据	肥胖人群、2 型糖尿病（T2DM）患者等可通过低氧运动提高微血管反应性，而心脑血管等疾病患者则以低氧适应为主，但低氧干预不利于癌症患者的康复，在癌症的治疗过程中，微血管增生增加了癌细胞转移的风险。此外，毛细血管增生、内皮细胞 NO 生成增加、血脂代谢因子改善等可能是低氧干预提高微血管反应性的主要生物学机制	中国运动医学杂志
肖杰文，朱欢等（2021）	探讨 16 周 24 式简化太极拳运动对中老年人膝关节微血管功能的影响	6 周规范性 24 式太极拳运动干预（3 次/周）不能显著改善中老年人群膝关节微血管功能，16 周干预能显著改善中老年人膝关节微循环功能，其中微血管血流速度和 $TcPO_2$ 的提高是微循环功能变化的主要特征，建议改善微循环功能的 24 式简太极拳干预持续 6 周以上	中国老年学杂志
杨梅，朱欢等（2021）	探讨长期有氧运动对大学生微循环功能和 VO_2max 的影响，并对微循环功能与 VO_2max 的关联性进行研究	长期有氧运动能降低大学生安静时 MBP，提高微血管反应性和 $TcPO_2$，微血管反应性的改善可能是有氧运动提高 VO_2max（相对值）的重要外周生理学机制之一，但两者更为准确的因果关系仍需要进一步深入研究	中国学校卫生杂志
胡庆华，朱欢等（2020）	探讨长期双人交谊舞运动对老年女性微循环功能、身体成分的影响	长期的双人交谊舞运动能提高老年女性微血管反应性及降低脂肪含量、内脏脂肪等级和基础代谢率，交谊舞可作为促进老年女性体质健康的体育运动项目	湖北师范大学学报（自然科学版）
朱欢，胡庆华等（2020）	探讨长期太极拳运动对中老年人膝关节皮肤微血管反应性、$TcPO_2$ 的影响	长期系统的太极拳运动可提高中老年人膝关节皮肤微血管的反应性和 $TcPO_2$	中国应用生理学杂志

续表

作者	研究内容	主要研究结论	成果发表期刊
朱欢等（2020）	总结有氧运动对普通人群、运动员、慢性病患者微血管反应性的干预效应及可能机制，为有氧运动干预过程中微血管功能的研究提供理论支撑	有氧运动能提高普通人群（中老年）、耐力性运动员微血管反应性，预防与减少慢性病的发生，提升运动表现。有氧运动能改善代谢性疾病、心血管疾病、癌症等疾病患者微血管反应性，促进患者康复，但人体研究案例较少，未来应加强人体干预研究，提高研究成果的科学性和应用性。微血管流体剪切应力增大是有氧运动提高微血管反应性的主要生物学机制	生命科学杂志
肖杰文，朱欢，胡庆华（2020）	探讨长期乒乓球运动对 40～60 岁健康男性持拍侧前臂微血管反应性的影响	长期乒乓球运动能在一定程度上提高 40～60 岁男性微循环功能，但与同龄非运动者相比不具有显著差异，这可能与乒乓球运动复杂供能方式、不良生活方式有关。建议进行体育锻炼的同时应养成良好的生活习惯，否则运动干预效应可能弱化。激光多普勒血流检测仪的局部组织加热法评价微血管反应性是研究微血管功能的一种简便、无创的方法，是评价运动干预对微循环效果的一种有前景的技术手段	青海师范大学学报（自然科学版）

（一）太极拳运动与中老年人膝关节皮肤微循环功能（横向比较）

随着年龄的增长，机体机能发生明显退行性变化，导致微血管的舒张能力和血管反应性异常，诱发各种疾病，因此微循环功能的检测与评价对预防疾病（如心脑血管疾病、糖尿病等）的发生有着重要意义。在微循环功能的评价中，不同刺激下 MBP 的变化（微血管的反应性）是最常用的指标，可准确地反映出微循环功能的变化。另外，$TcPO_2$可作为毛细血管透过表皮弥散出来的氧气含量，可以实时、持续地反映机体向组织的供氧能力。通过对微血管反应性和$TcPO_2$的综合诊断，能较好地了解微循环的功能状态。我们研究发现，长期系统的太极拳运动可提高中老年人膝关节皮肤微血管的反应性和

$TcPO_2$，且血流速度是增加微血管反应性的主要因素，微血管血流速度的提高有助于减少血管堵塞及脑血管疾病的发生。微循环功能的改善能为膝关节表面皮肤提供更多的氧气和营养物质，提高膝关节的功能，减少损伤的发生，而 $TcPO_2$的增加提高了身体氧气的运输和交换能力，对身体整体健康水平的提升有重要作用。

（二）太极拳运动与中老年人膝关节皮肤微循环功能（纵向比较）

微循环障碍不仅在心脑血管疾病、代谢性疾病、癌症等疾病的发生与发展中具有重要作用，而且是临床上心血管死亡的有价值的预测指标，可作为心脑血管疾病早期诊断的指标。随着衰老的发生，血管内皮细胞 NO 合成异常、代谢因子紊乱等诱发微循环障碍，提高慢性病的发生率，因此改善中老年人微循环功能有助于减少慢性病的发生。我们的研究发现，6 周规范性 24 式太极拳运动干预（3 次/周）不能显著改善中老年人群膝关节微循环功能，16 周干预能显著改善中老年人膝关节微循环功能，其中微血管血流速度和 $TcPO_2$的提高是微循环功能变化的主要特征，建议改善微循环功能的 24 式简化太极拳干预持续 6 周以上。

（三）太极拳运动与高血压患者微循环功能

在高血压的发生与发展中，微循环障碍都起到重要作用。微循环功能的正常对外周阻力和血压维持有重要作用。当毛细血管密度及血管舒张能力下降时，外周阻力、脉搏波反射及脉冲波速度增大，导致血压升高及微循环血流灌注异常，且微循环血流灌注异常是高血压发生的早期标志。此外，随着高血压的进一步发展，毛细血管密度及弹性进一步下降，形成恶性循环，因此改善微循环功能有利于高血压患者的康复。我们研究发现，12 周太极拳运动能提高中老年轻度高血压患者微血管反应性、降低血压，并能提高患者 NO 含量、钙依赖型 NOS 活性，内源性 NO 生成增加是太极拳运动提高高血压患者微血管反应性的生物学机制之一。建议高血压患者每周进行 3~5 次太极拳运动练习（运动周期>6 周），并定期进行微血管反应性检测，以评价运动干预效应。

（四）健步走运动与绝经期女性微循环功能

女性进入绝经期后，体内多种激素会分泌异常，导致身体机能下降，微循环功能减退，慢性病的发生率升高。我们研究发现，与年轻女性相比，绝经后女性微血管反应性明显下降，24 周的健步走运动能显著提高绝经后女性的微血管反应性，但仍达不到与年轻女性相当的水平。此外，健步走能否通过调节血清 NO 和 ET-1 水平提高微血管反应性尚需要进一步的研究证实。

（五）FATmax 强度运动与肥胖型非酒精性脂肪性肝病患者微循环功能

非酒精性脂肪性肝病（NAFLD）是以胰岛素抵抗为病理基础、肝脏细胞病变为病理特征并具有遗传倾向的慢性病。由于生活方式的改变，NAFLD 在我国有着较高的发生率，且肥胖人群的发病率显著高于非肥胖人群。研究发现，肥胖人群的 NAFLD 发病率是非肥胖人群的 4 倍。随着病情的进一步发展，脂肪肝将沿着脂肪性肝炎→肝硬化→肝癌的方向发展，形成不可逆的危害。在 NAFLD 的发病与发展中，微循环功能障碍起到了重要作用。微循环作为机体物质能量交换的唯一场所，其功能决定着脂肪、糖等能量物质的代谢水平。微血管舒张功能下降，导致血流灌注不足，引起物质代谢障碍及代谢产物的堆积。有研究表明，肝脏晚期糖基化终产物水平升高和微循环障碍可能是 NAFLD 肝损伤的发病机制。此外，随着机体血脂代谢异常的发生，甘油三酯、胆固醇等代谢因子使内皮细胞发生损伤，使血管舒张功能下降及血流灌注不足，导致血管粥样硬化的发生。有研究表明，成年 NAFLD 患者微循环血流信号异常，灌注水平降低。另有研究表明，NAFLD 患者冠状动脉微血管和内皮功能显著受损。综上所述，微血管舒张功能障碍是 NAFLD 患者重要的病理特征，提高微血管舒张功能及血流灌注量有助于患者康复。我们研究发现，12 周 FATmax 强度运动能提高肥胖型 NAFLD 大学生微血管反应性，其中，氧化应激与抗氧化系统功能的改善可能是重要的生物学机制，建议肥胖型 NAFLD 患者每周进行不少于 3 次的 FATmax 强度有氧运动，并定期进行微血管反应性检查，以评价运动干预效应。

（六）体育运动与大学生微循环功能

在有氧运动提高 $VO_{2}max$ 的机制中，心脏的泵血功能和肌肉利用氧的能力是关键的生物学机制。在肌肉利用氧能力的影响因素中，微循环（毛细血管）功能的改善是关键所在。微血管作为氧气由血管进入组织细胞的唯一途径，直接决定着血液向组织细胞的氧气输送。微血管反应性是在不同刺激下（如局部组织加热、血流阻断、药物注射等）MBP 的变化情况，该指标是评价微血管内皮细胞舒张功能的重要指标，已被广泛应用于微循环功能的评价。此外，$TcPO_2$ 作为毛细血管透过皮肤弥散出来的氧气，能够较好地反映微循环的血流灌注与代谢情况。微血管反应性与 $TcPO_2$ 相结合能够准确地反映人体微循环功能。虽然微循环功能变化是提高 $VO_{2}max$ 的外周生物学机制之一，但目前罕见从微血管反应性与 $TcPO_2$ 角度对两者的相关关系进行研究。我们研究发现，长期有氧运动能降低大学生安静时 MBP，提高微血管反应性、$TcPO_2$，微血管反应性的改善可能是有氧运动提高 $VO_{2}max$（相对值）的重要外周生理学机制，但两者更为准确的因果关系仍需要进一步深入研究。

小结

目前，微循环在我国体育科学领域中的研究主要有竞技体育和运动健康促进两个方面，尤其是激光多普勒血流检测仪在体育科学领域中的应用，大大提高了微循环在体育科学领域的研究水平。在竞技体育领域，运动员身体机能状态监控、运动负荷的科学性、合理性的评价及有氧能力评定是主要的研究方向。在运动健康促进领域，运动对中老年人及慢性病患者微循环功能的干预是主要的研究方向。

本章小结

我国体育科研工作者虽早已提出将微循环指标应用于体质与机能监测，但由于存在测试部位不具有针对性、测试指标偏重于形态结构的评价、测试结果不够量化、研究内容浅显（未涉及机制研究）等不足，相关研究一直停滞不前。激光多普勒血流检测仪等先进仪器的使用大大推动了国外体育科学领域微循环方面的研究，但大部分只是从健身角度对微循环与运动的关系进行研究，即偏重于微循环在运动健康促进领域的应用研究。对微循环指标在竞技体育中的研究则不够深入，未能深层次地挖掘微循环指标在竞技体育中的应用价值。微循环在我国体育科学领域中的研究主要有竞技体育和运动健康促进两个方面，尤其是激光多普勒血流检测仪在体育科学领域中的应用，大大提高了微循环在体育科学领域的研究水平。在竞技体育领域，运动员身体机能状态监控、运动负荷的科学性、合理性的评价及有氧能力评定是主要的研究方向，其中将微血管反应性应用于运动员身体机能状态监控是主要的研究方向。

微血管反应性与耐力性运动员运动性疲劳的产生、身体机能状态的变化有着密切的关系，可作为监控运动员身体机能状态的无创性指标；但在高原训练阶段，相关研究的结论尚不明确，这与高原上特殊的缺氧、干燥自然环境、海拔高度及运动负荷等对运动员微血管反应性复杂的影响有关。将微血管反应性用于运动负荷、专项能力评定的机能学指标可能是提高训练科学性和效果的新的检测手段，但相关研究存在项目应用单一、特殊训练手段下研究结果不明确等问题，尤其在高原训练阶段，研究人员需要从不同运动项目、不同训练手段和阶段等方面对微血管反应性在耐力性运动员中的应用进行定量研究。使用微血管反应性指标无创评定耐力性运动员的身体机能状态变化、运动负荷、专项有氧能力是目前微血管反应性在运动训练应用的主要方向。评定运动员身体机能状态时，若能将微血管反应性指标与常规身体机能监控指标有效结合应用于运动员身体机能状态监控，对提高运动员身体机能状态监控的质量和水平有着较为重要的意义。但若想将微血管反应性指标成熟地应用于耐力性运动员的身体机能状态监控仍需要在许多问题上做进一步的研究，尤其是有氧耐力影响微血管反应性的生物学机制。相信随着研究的不断深入，相关难题将逐渐被解决，微血管反应性或可成为运动员身体机能状态监控、运动负荷、专项有氧能力评定的新的无创性手段和方法。

在运动健康促进领域，运动对中老年人及慢性病患者微循环功能的干预是主要的研究方向。微循环作为机体物质与能量交换的唯一场所，在发病的最初阶段微循环系统功能已发生异常，而在疾病的康复过程中微循环功能是否恢复也成为疾病能否康复的重要评价指标。现有研究表明，太极拳、健步走、交谊舞等运动均能提高中老年人微循环功能，预防和减少慢性病的发生，但在该方面的研究成果还相对薄弱。

CHAPTER 02 | 第二章

常氧环境下有氧运动与微循环功能

导言

微循环作为机体物质与能量交换的唯一场所，与人体健康、运动能力有着密切的关系。一些疾病在发病的最初阶段微循环功能已明显异常，如在动脉粥样硬化、高血压发生早期，微血管内皮功能障碍先于大血管内皮功能障碍发生。在一些疾病（如糖尿病、冠心病等）的康复过程中，微循环功能的改善也成为促进疾病康复的重要环节。在竞技体育领域，微循环功能的改善是提高运动员运动表现的重要生物学基础，因此，改善微循环功能有着重要意义。在改善微循环功能的方法中，有氧运动对微血管反应性的干预效应是主要的研究思路。微血管反应性是评价微循环功能的常用方法，如局部组织加热、血流阻断、药物注射（乙酰胆碱、硝普钠）等刺激下 MBP 的变化，该方法已成为研究微循环功能不可缺少的手段，其中，微血管密度、血管舒张能力是影响微血管反应性的主要生物学因素。多数研究认为，中等强度的有氧运动能提高微血管反应性、改善微循环的功能、促进疾病的康复、延缓衰老的发生等，但也有学者持不同观点。一项 meta（5 个随机对照试验，2 个对照试验）分析指出，有氧运动能提高人体皮肤微血管反应性，但不具有显著的统计学意义，原因在于研究纳入的样本量较少，缺乏足够的数据证明运动对微血管的反应性影响具有临床意义。此外，有氧运动影响微血管反应性的生物学机制尚不完全明确。

第一节　有氧运动对普通中老年人群微血管反应性的影响及运动处方建议

导言

微血管反应性的变化与年龄有着密切的关系。进入中老年阶段，微血管反应性随着年龄的增加而降低。虽然增龄所导致的微血管生理性变化不同于病理性变化，但微血管反应性已下降。增龄导致微血管反应性变化的主要特征是内皮细胞合成 NO 的能力降低及 NO 的生物效应减弱，导致微血管扩张能力减退，局部刺激（如加热、血流阻断等）后 MBP 的增加量减少。随着微血管反应性的下降，皮肤温度调节机制紊乱、外周伤口愈合能力下降等随之发生，并诱发心脑血管疾病、溃疡、糖尿病、抑郁症甚至痞疾的产生，因此，中老年人群微血管反应性的运动干预是该研究的主要方向。

一、有氧运动对普通中老年人群微血管反应性的干预效应

长期的有氧运动能提高中老年人群微血管反应性，且心率储备（HRR）的百分比是相关运动干预制订运动强度的常用指标。研究表明，12 周运动强度为 70%HRR 的有氧跑步运动和 60%~75%HRR 的有氧舞蹈运动均能显著提高受试者微血管反应性。此外，有研究表明，24~36 周运动强度为 30%~75% HRR 的有氧运动将绝经后妇女微血管反应性提高到与年轻女性相当的水平，但该研究也发现，48 周后受试者微血管反应性并未进一步显著提升。动物实验也表明，有氧运动能改善衰老大鼠（无高血压、肥胖和糖尿病）内皮细胞功能，将微血管反应性提高到与年轻大鼠相当的水平。此外，笔者也针对有氧运动对普通中老年人群微血管反应性的影响做了实证研究。具体如下。

（一）健步走运动对绝经期女性微血管反应性的影响

女性进入绝经期后，体内多种激素会分泌异常，导致身体功能下降。研

究表明，与年轻女性相比，中老年人微血管反应性显著下降。微循环作为人体物质与能量交换的唯一场所，其舒张反应能力下降与高血压、T2DM、阿尔茨海默病（AD）等多种慢性疾的发生有着密切的关系。此外，微血管反应性的下降还易导致皮肤热平衡机制的失调，降低机体维持正常体温的能力，增高热相关疾病的发病率和病死率。研究表明，有氧运动能提高中老年人及慢性病患者微血管反应性，减少慢性病的发生，促进患者康复。健步走是一项以促进身心健康为目的、讲究姿势、速度和时间的步行运动，行走的速度和运动量介于散步和竞走之间。健步走作为最易开展的有氧运动之一，不仅具有较高的健身价值，而且经济、安全。健步走不受年龄、性别、体力等方面的限制，非常适合体质和运动能力偏弱的中老年人，属于低投入、高产出的有氧健身运动。

绝经后女性的纳入标准：年龄介于 50~65 周岁，身心健康，无其他与血管功能相关的急性或慢性疾病（尤其是高血压、T2DM、静脉曲张等）；未接受任何激素治疗；每天除必要的体力活动外，无其他运动习惯或近 6 个月未进行系统性的体育运动或运动训练；在了解本干预试验的目的、流程后，自愿参加试验并愿意按照要求完成相关运动方案。本研究共招募 64 名研究对象，并将其分为运动组与对照组，每组各 32 名。此外，另招募 30 名健康的年轻女性为年轻女性对照组。各组受试者基本条件如表 3 所示。

表 3 研究对象基本情况

组别	人数（*n*）	年龄（*y*）	身高（m）	体重（kg）	BMI（kg/m^2）
运动组	32	55.3±4.2	1.60±0.06	63.4±6.2	24.8±2.5
对照组	32	54.6±3.2	1.61±0.05	62.5±5.0	23.9±2.5
年轻女性对照组	30	21.6±2.5	1.61±0.04	53.8±6.6	20.5±2.3

健步走的运动强度：本研究中，受试者运动过程中的靶心率设定为 65%~70%最大心率（MHR），MHR=220−年龄。根据受试者的年龄算出每位受试者 65%~70%MHR 的心率值，然后通过测试计算出目标运动强度对应的步频，具体为：设计 4 个快走频率对运动强度进行测试，分别是 90 步/分钟、100 步

/分钟、110 步/分钟、120 步/分钟。每位受试者按照 4 个步频各行走 15 分钟（每个步频的测试间隔半小时以上），通过团队心率表检测受试者运动过程中的心率，然后与目标心率进行对比，将最接近目标心率的健步走频率作为正式运动干预的步频。

运动时间、运动频率及运动周期：为了保证运动干预效果，要求每位受试者每周完成 3 次以上的运动量，且每周一、周三及周五必须运动一次，每次运动时间不少于 45 分钟（不包括准备和整理活动），运动时间段为早上 7:00—8:00 或者晚上 19:00—20:00，运动地点为湖北省恩施土家族苗族自治州清江河旁边的健身步道，运动周期为 24 周。

注意事项：每次运动前由课题组成员测量受试者的血压、心率，保证受试者的身体机能状态稳定；运动组受试者除了执行本试验要求的运动项目外，不进行其他项目的运动（由课题组成员进行宣传教育和走访）；运动过程中按照制订的步频运动，部分受试者佩带心率表进行全程心率监控（由于心率表的个数有限），未带心率表的受试者每 10 分钟通过血氧饱和度仪对心率进行测量；对受试者每次运动的情况进行记录，将最终运动量不少于 85%计划量的受试者作为试验后数据；对照组维持原来的生活方式和体力活动不变，并不做任何系统性的体育锻炼；所有的受试者在试验期间均不能服用影响心血管功能的药物，若必须服用则要告知课题组成员。

测试指标：使用第六代激光多普勒血流检测仪（PF6000）对研究对象膝关节表面中心的皮肤进行检测，测试指标包括 AVBC、CMBC、MBP、$TcPO_2$。其中 AVBC、CMBC、MBP 先进行 5 分钟的基础值测试（基础值），然后将测试探头加热到 44℃并持续 10 分钟（加热后值），$TcPO_2$测试值为探头直接加热到 44℃时值。本研究中，用（加热后值-基础值）/基础值×100 来表示微血管的反应性。$TcPO_2$测试值为局部肌肉加热到 44℃时值，整个过程在 15 分钟左右。当局部肌肉加热到 44℃时，微血管可达到最大的舒张状态，微循环的血流达到峰值。具体测试步骤如下：受试者（晨起）提前 20 分钟进入运动生理学实验室进行休息，确保受试者身体状态在正式测试时保持相对稳定的安静状态，实验室温度控制在 25℃左右。受试者按照标准的人体解剖学姿势仰卧，用酒精将受试者膝盖擦拭干净，并将膝盖表面的毛发剃干净，将探头贴于测试部位，注意避免探头与测试部位过分挤压；血流探头首先进行 5 分钟的基础值测试，然后开启加热探头至 44℃并持续 10 分钟，整个测试过程在 15 分钟左右（$TcPO_2$探头直接进行 15 分钟的测试）。另外，测试的血液指标为 ET-1、NO、内皮型一氧化氮合酶（eNOS）、VEGF。测试前 1 天不饮用咖啡、酒精，不进行运动干预。测试时让受试者仰卧进行适当休息，待受试者身体机能相对稳定时再进行测试，避免身体机能对微血管反应性的影响。

统计学处理方法：所有数据均采用 SPSS 25.0 统计软件进行统计学处理，结果以平均数±标准差表示。采用 K-S 对数据进行正态分布检验，组内比较采用配对样本 t 检验，组间比较采用独立样本 t 检验，显著性差异水平为 $P<0.05$。

研究结果 1：健步走运动能提高绝经期女性微血管反应性

随着年龄的增加及衰老的发生，微血管反应性会降低。研究表明，衰老导致微血管反应性充血峰值降低，热代谢疾病和心血管疾病发生风险增大。另外，还有研究表明，绝经后妇女（57~63 岁）微血管内皮依赖式和非依赖式舒张功能较年轻女性（22~24 岁）均显著下降。此外，还有研究表明，中青年人群（31~40 岁）微血管反应性显著高于中老年组（50~60 岁）和高龄组受试者（60~70 岁）。综上所述，随着年龄的增加，微血管反应性明显下降。本研究中，绝经后女性微血管反应性较年轻女性显著下降，与上述学者的研究结果一致，表明绝经后妇女微循环功能已出现明显下降（表 4）。

表 4　三组受试者前臂微血管反应性的比较

指标	组别	基础值	加热值	增加率（%）
MBP（PU）	年轻女性对照组	12.23±1.34	153.45±6.89	1163.46±89.57
	运动组	14.56±2.78	131.78±16.01*	873.46±113.21*
	对照组	14.43±1.67	135.78±9.01*	901.22±102.56*
CMBC	年轻女性对照组	133.45±22.89	341.23±46.99	160.66±38.89
	运动组	146.56±27.90	396.90±32.03	179.05±43.78
	对照组	157.66±16.12	386.35±28.57	153.55±29.09

续表

指标	组别	基础值	加热值	增加率（%）
AVBC	年轻女性对照组	9.12±2.46	46.07±7.42	397.77±86.05
	运动组	10.46±3.78	33.56±5.08*	253.55±80.89*
	对照组	9.01±1.46	35.90±3.32*	302.54±67.22*

注：* $P<0.05$ vs 年轻女性对照组相应指标。

研究表明，有氧运动能提高中老年人群及改善代谢性疾病、心血管疾病、癌症等疾病患者微血管反应性，促进患者康复。另外，动物实验也表明，有氧运动能将衰老大鼠微血管反应性提高到与年轻大鼠相当的水平。此外，笔者所在团队的前期横向比较表明，24 式简化太极拳运动和双人交谊舞运动均能显著提高中老年人微血管反应性。本研究中，8 周健步走运动对受试者微血管反应性无显著影响；16 周后，受试者微血管反应性显著提高，但仍未达到与年轻女性相当的水平；24 周后，运动组受试者微血管反应性未进一步显著提高，表明 24 周健步走运动并不能完全逆转年龄、激素改变所导致的微循环功能的下降，只能在一定程度上改善微循环功能（表 5）。

表 5　试验前后两组受试者微循环指标的变化

指标	组别	0 周	12 周	24 周	时间×组别交互效应
MBP（PU）（基础值）	对照组	14.10±1.24	14.29±2.12	13.10±2.78	$F=0.342$，$P=0.326$
	运动组	14.89±2.90	13.46±3.21	12.78±1.90	
CMBC（基础值）	对照组	157.12±16.09	149.90±12.32	152.21±12.90	$F=0.215$，$P=0.543$
	运动组	146.56±27.33	152.11±20.69	154.43±19.43	
V（基础值）	对照组	8.92±1.67	9.51±1.89	8.62±2.78	$F=0.321$，$P=0.127$
	运动组	10.12±3.67	8.82±1.68	8.21±1.90	
MBP（PU）（加热值）	对照组	105.12±9.67	100.78±13.43#	101.90±16.21*	$F=1.789$，$P=0.035$
	运动组	103.51±16.12*#	119.48±10.77	127.12±12.66	

续表

指标	组别	0 周	12 周	24 周	时间×组别交互效应
CMBC（加热值）	对照组	386.34±28.67	384.32±27.12	397.78±26.77	$F=0.754$，$P=0.061$
	运动组	396.12±32.26	410.45±34.00	419.32±30.34	
V（加热值）	对照组	27.40±3.66	26.44±4.54$^{\#}$	25.21±6.02*	$F=2.552$，$P=0.023$
	运动组	26.15±5.89$^{*\#}$	29.19±3.80	30.32±2.32	

注：$^{*}P$，vs 24 周；$^{\#}P$，vs 12 周。

研究表明，12 周有氧运动能显著提高中老年人微血管反应性，但干预 24 周后受试者微血管反应性未能进一步提高。另外，还有研究得出，24～36 周的有氧运动能提高中老年女性微血管反应性，48 周后微血管反应性不能进一步显著提升；但该研究得出，24～36 周后中老年女性的微血管反应性可提高到与年轻女性相当的水平。本研究中，经过 24 周干预后，受试者的微血管反应性仍未达到年轻女性的水平，表明有氧运动虽能显著改善中老年人微血管反应性，但随着干预周期的进一步延长，受试者微血管反应性并不能进一步提升，可能与运动强度有关。在试验初期，该运动强度能够对受试者微血管反应性产生较好的刺激，但随着干预周期的进一步延长，受试者微循环系统对该运动强度产生了适应，运动时间延长不能对微循环进一步产生新的刺激，所以受试者的微血管反应性不能进一步提高。因此认为若想进一步提高微循环功能须改变运动处方，如加大运动强度、改变运动方式等。因此，本研究提示，运动强度对微血管反应性有重要影响，当某一强度不能持续性引起微血管反应性增加时，应适当提高运动强度或改变运动方式。本研究在试验后期未对运动强度进行调整，可能是导致后期干预效果不显著的重要因素，这是本研究在运动处方设计上的不足。

研究结果 2：健步走运动能改善绝经期女性 NO、NOS 及 ET-1 的水平

内源性 NO 所介导的内皮细胞依赖式舒张能力的提高被认为是运动提高微血管反应性主要的生理学机制。但也有研究发现，ET-1 的改变与微血管舒张反应也有着密切关系。ET-1 作为体内最强效的血管收缩肽，能够引起血管强烈收缩，而有氧运动能通过调节 NO 与 ET-1 水平改善内皮细胞舒张功能，提高血管舒张反应能力，但目前相关研究多以微循环功能已出现病理性变化的高血压患者或动物模型为研究对象。有氧运动能否通过调节 NO 与 ET-1 水平改善健康中老年人微血管舒张反应能力尚缺乏足够的研究证据。内皮细胞舒血管因子和缩血管因子的分泌异常、氧化应激和炎症反应增加、代谢紊乱与异常、内皮细胞依赖的缩血管物质和内皮细胞膜静息电位增加等因素可能是微血管舒张能力和反应性降低的主要原因，其中，舒血管因子 NO 和血管收缩肽 ET-1 的分泌异常被认为是主要的生物学机制。NO 与 ET-1 作为体内维持血管舒张与收缩功能的重要因子，两者具有拮抗作用。研究表明，NO 与 ET-1 水平的异常在心血管疾病整个生理病理过程中都起到了重要作用。NO 以 L-精氨酸为底物，在 NOS 的催化下合成，是一种强效的舒血管因子，能够引起血管舒张，提高血管反应性。ET-1 作为体内最强效的血管收缩因子，能够引起血管强烈收缩，增大血管外周阻力。ET-1 是血液流动和血压的关键调节剂，并被认为是导致高血压患者内皮细胞功能障碍的潜在原因。NO 与 ET-1 的动态平衡对维持和提高血管舒张反应性有着重要作用。有氧运动能通过调节 NO 与 ET-1 的分泌改善内皮细胞功能，提高血管舒张反应能力，降低高血压等心血管疾病和相关事件的风险。在高血压的发生与发展中，NO 与 ET-1 都起到了重要作用。NO 和 ET-1 分泌异常导致血管舒张反应能力下降，使血流阻力增大，血流速度减慢，导致外周血管阻力增大，诱发高血压的发生。此外，在高血压的发展中，NO 和 ET-1 分泌异常会进一步加剧内皮细胞舒张功能的下降，导致血压进一步升高。研究证实，有氧运动能通过调节 NO 和 ET-1 的分泌降低高血压患者血压，促进患者康复，提高患者生活质量。

本研究中，运动组受试者经过 24 周的运动干预后，血清 NO 与 ET-1 均具有一定程度的改善，但与干预前相比均未有显著性的差异。通过对血清 NOS 的检测，发现运动组血清 NOS 总活性（TNOS）和 eNOS 虽有升高，但也均不具有显著性的差异（表 6）。

表 6　试验前后两组受试者血清 NO、NOS、ET-1 的变化

指标	组别	0 周	24 周	时间×组别交互效应
NO（μmol/L）	对照组	45.54±9.32	44.07±8.16*	F=1.232，P=0.036
	运动组	46.04±7.96*	49.89±10.04	
eNOS（U/mL）	对照组	8.90±2.36	8.07±2.33*	F=2.543，P=0.027
	运动组	8.05±1.83*	10.35±3.39	
ET-1（pg/mL）	对照组	65.51±2.72	66.02±4.01*	F=1.357，P=0.038
	运动组	66.12±3.01*	61.68±2.29	
VEGF（pg/mL）	对照组	170.21±50.12*	170.86±64.51*	F=0.932，P=0.025
	运动组	170.62±40.65	200.61±40.92	

注：* P<0.05，vs 24 周。

研究表明，由 eNOS 催化生成的内源性 NO 是有氧运动提高微血管舒张反应的主要生物学机制，但本研究与这一结论存在一定的偏差。究其原因，一方面，其他研究多以高血压、T2DM 等患者为研究对象，而本研究的研究对象为健康的中老年女性，相关指标在基线水平与慢性病患者尚存在一定的差异，所以运动干预的效果也不同。另一方面，除 NO 与 ET-1 水平外，氧化应激与抗氧化能力的改善、血脂代谢因子与胰岛素水平的改善及其他舒血管因子（如前列环素）也是有氧运动提高微血管反应性的重要生物机制，可能这些因子在受试者微血管反应性的改善中也起到了重要作用，但由于本研究未对这些因子进行测定，所以尚不能确定。

综上所述，相比于年轻女性，绝经后女性微血管舒张反应性明显下降，增加了高血压、T2DM 等慢性病的发生率，因此，绝经期女性应定期进行微循环功能的检查，并及时采取干预手段。健步走作为一种易开展且运动风险较低的体育运动项目，非常适合中老年人群。经过 24 周的健步走运动，绝经后女性的微血管反应性明显提高，但尚不能达到年轻女性的水平。此外，健步走能否通过调节血清 NO 和 ET-1 水平提高微血管反应性尚需要进一步的研究证实。

（二）交谊舞运动对中老年人微血管反应性的影响

进入中老年后，人体衰老速度加快，导致身体机能不断下降，增大了高血压、糖尿病、骨质疏松等慢性病的发生率。众多研究表明，长期的有氧体育锻炼能提高老年人的体质健康状况，减少慢性病的发生，并可作为疾病治疗的非药物补充手段，尤其是心血管、代谢性疾病。双人交谊舞作为一种适合中老年大众练习的有氧运动，不仅舞姿优美高雅、动作舒缓简单、安全系数高，而且能陶冶情操，其健身效果已得到学者的证实。黄志强对 62 名 40~65 岁女性进行测试，探索长期运动对中老年女性跟骨骨密度及身体成分的影响，得出长期适宜的运动对提高中老年女性跟骨骨密度、控制身体成分具有一定的效果。孙闽君分析体育舞蹈运动对中老年人的健身效果，得出持续参加体育舞蹈锻炼的老年人锻炼后可使体态发生明显改变，身体素质、心肺功能得到明显提高，精神状态明显改善。刘聖对体育舞蹈对于中老年群体体质健康状况影响的相关研究结果进行总结综述，得出长期坚持体育舞蹈项目的锻炼会对体质健康状况产生多方面的长足影响。一方面体育舞蹈锻炼能增加心力储备，降低心率，调节心脏功能，并且能够在一定程度上改善人体心血管功能，延缓进入老年阶段，降低、预防和缓解老年人高血压、高血脂等心脑血管疾病、关节病、腰腿痛等多种疾病及出现各种并发症的风险等；另一方面体育舞蹈锻炼有助于老年人的大脑正常运行，避免过早出现脑萎缩，同时保持思维敏捷、手脚灵活。

综上所述，长期交谊舞运动能提升中老年人体质健康水平，但大多数研究主要从大血管、大循环角度对体育运动的效益进行研究，缺少从微血管、微循环角度探究体育锻炼的益处。微循环作为机体物质能量交换的唯一场所，与机体健康、疾病的发生与康复有着密切的关系，但交谊舞能否提高中老年人微循环功能尚不明确。

研究对象的纳入：女性，年龄 55~70 周岁，长期进行双人交谊舞运动锻炼的中老年人群（运动组）；身心健康，无影响微循环功能的疾病（史），如皮肤病、静脉曲张、糖尿病、高血压等；每周进行双人交谊舞运动锻炼 3~5

次，每次 1~2 小时，且无从事其他体育运动锻炼的习惯；了解本试验的测试指标、测试方法及研究目的后，仍自愿参与测试，且在测试过程中愿意配合；其他相关条件。

对照组研究对象纳入标准： 满足运动组第 1、2、4 条要求；平时除走路外，无其他体育锻炼活动。研究对象基本情况如表 7 所示。

表 7 研究对象基本情况

组别	人数（n）	年龄（y）	身高（m）	体重（kg）	锻炼年限（y）
运动组	15	62±5	1.58±0.04	56.1±5.5	5.5±2.0
对照组	15	63±6	1.59±0.06	58.4±7.0	0

测试指标： 微循环指标同第二章第一节的研究。身体成分指标包括：体重、脂肪率、基础代谢率、内脏脂肪等级、肌肉量、骨盐量、BMI，测试仪器为荣耀体脂秤。

数据处理方法： 所有数据均采用 SPSS 21.0 统计软件和 Microsoft Excel 2003 软件进行统计学处理，结果以平均数±标准差表示，组间各指标的比较采用独立样本 t 检验，$P<0.05$ 为有显著性差异。

研究结果 1：长期交谊舞运动能提高中老年人微血管反应性

目前，我国正处于严重的人口老龄化阶段，日益增多的老年群体不仅导致我国人口年龄比例严重失调，而且带来沉重的社会和经济负担。进入老年阶段后，人体功能不断退化导致高血压、糖尿病、冠心病等慢性病发生，使生活质量严重下降。参加体育锻炼（尤其是有氧运动）作为一种积极、健康的生活方式，其与体质健康的关系已得到大量研究证实，尤其是体育运动对老年人心血管、代谢性疾病的干预效应得到广泛研究。心血管疾病作为老年人群高发疾病，有着较高的发病率和病死率。在心血管病变过程中，内皮细胞功能紊乱、血脂代谢因子分泌（如甘油三酯、胆固醇等）异常起到了重要作用，因此，改善内皮细胞功能、血脂代谢因子分泌是减少心血管疾病发生的重要途径。任可欣研究发现，抗阻运动能减少老年人动脉粥样硬化的发生，提高血管内皮细胞功能。陈文聪研究表明，老年肥胖人群动脉血管弹性明显下降，而有氧健身运动能够改善肥胖老年人血管弹性，且运动频率越高、肌肉性能越好，血管弹性改善的程度就越大。此外，还有研究得出，长期太极拳运动能够改善老年人内心细胞舒张功能，且血脂代谢改善、增加 NO 的分泌可能是相关的改善机制。综上所述，体育运动（有氧、力量抗阻等）能改善老年人群血管功能，提高血管舒张功能。

本研究中，运动组老年人群微血管反应性较同龄的普通老年人群明显提高，说明长期坚持体育运动锻炼能延缓或逆转年龄所导致的微循环功能退行性变化，改善微循环功能（表 8～表 10）。

表 8　长期双人交谊舞运动对老年女性前臂微血管 MBP（PU）的影响

组别	MBP			
	基础值	加热后值	差值	增加率（%）
运动组	10±2	85±16	75±18	814±229
对照组	11±2	69±12	58±16*	586±268*

注：* $P<0.05$，vs 运动组。

表 9　长期双人交谊舞运动对老年女性前臂微血管 CMBC 的影响

组别	CMBC			
	基础值	加热后值	差值	增加率（%）
运动组	90±14	317±36	227±40	271±90
对照组	75±24	193±52*	117±23*	171±86*

注：* $P<0.05$，vs 运动组。

表 10　长期双人交谊舞运动对老年女性长前臂微血管 AVBC 的影响

组别	AVBC			
	基础值	加热后值	差值	增加率（%）
运动组	11±1	28±8	17±8	159±94
对照组	14±1	37±6	13±5	153±87

老年人群微循环功能已出现生理性下降，微血管舒张能力和弹性降低，易诱发高血压、脑卒中、冠心病等疾病，因此，改善老年人微循环功能有着重要的意义和作用。交谊舞属于有氧运动舞蹈，运动强度适中，安全系数高，适合运动能力较弱的老年人群练习，建议交谊舞作为改善老年人群微循环功能的一种体育锻炼项目。

研究结果 2：长期交谊舞运动能改善中老年人体成分

肥胖是老年群体普遍存在的问题，不仅会导致老年人体身体形态结构变化，而且易诱发各种慢性病。陈琼研究发现，12 周有氧运动能降低老年肥胖患者脂肪含量，以及改善血流动力学的异常，提高运动能力。郭昤研究表明，有氧体育运动能有效改善肥胖老年女性的身体形态、血脂代谢，促进身体功能水平的提升。此外，相关动物实验也表明，有氧体育运动能改善肥胖大鼠胰岛素的分泌，提高血浆脂联素水平，减少内脏脂肪含量。综上所述，有氧体育运动可作为老年人群控制体重的有效方式。本研究中，运动组老年人群脂肪率、内脏脂肪等级显著低于对照组，说明长期体育运动能够在一定程度上减少脂肪的堆积（表 11）。

表 11　长期双人交谊舞运动对老年女性身体成分的影响

组别	脂肪率（%）	基础代谢率（kcal）	内脏脂肪等级	肌肉量（kg）	骨盐量（kg）	BMI（kg/m^2）
运动组	27.6±4.8	1095±77	5±2	36.9±2.1	2.2±0.3	22.5±2.3
对照组	31.6±4.2*	1166±324	8.2±4.4*	34.2±2.8	2.1±0.3	24.4±2.4

注：* $P<0.05$，vs 运动组。

人体多余的脂肪，尤其是内脏周围的脂肪对健康危害较大，是导致各种慢性病发生的重要原因。交谊舞属于有氧运动，当单次运动时间超过 30 分钟，机体便动员脂肪供能，燃烧脂肪，改善体脂代谢。本研究中的研究对象大都已坚持体育舞蹈锻炼多年，且平时在饮食、休息等生活方式上较为健康，养成了良好的生活习惯，身体脂肪含量低于对照组老年人。因此，建议老年人群在进行体育锻炼提高身体健康的同时，应养成良好的饮食、作息习惯，将运动干预的效应有效地作用到身体机能改善。随着身体脂肪率的升高，对照组基础代谢率高于运动组。基础代谢率升高是肥胖人群典型的特征之一，并导致机体产热增加，易出现“怕热”现象，因此在无其他疾病的情况下，基础代谢率可在一定程度上反映人体肥胖程度。

综上所述，双人交谊舞作为一种适合中老年大众练习的有氧运动，不仅舞姿优美高雅、动作舒缓简单、安全系数高，能陶冶情操，而且具有较好的健身作用。长期双人交谊舞运动能提高老年女性微血管反应性及降低脂肪含量、内脏脂肪等级、基础代谢率，交谊舞可作为提高老年女性体质健康的体育运动项目。

（三）乒乓球运动对中老年人微血管反应性的影响

乒乓球运动在我国有着较高的普及率和参与度。乒乓球运动不仅供能方式弹性化（不同的技术动作供能方式不同），而且安全性、娱乐性较高，因此易于长久坚持，适合各个年龄段人群。研究发现，长期进行乒乓球运动对中老年人体质有着积极的影响。郭飙对乒乓球运动与老年人生命质量关系进行研究，得出长期进行乒乓球运动能明显改善老年人身体形态、身体素质及身体功能状态，有助于提高老年人生活质量和幸福指数。田福军对乒乓球运动与老年人体质强弱的相关性进行研究，得出长期坚持乒乓球运动能够对老年人的身体形态、身体功能、身体素质、身体协调性、大脑反应时等产生积极影响。刘宝林通过对乒乓球与羽毛球运动对中老年男性动态平衡能力的影响研究，得出长期参加乒乓球与羽毛球运动的老年男性的动态平衡能力能达到无规律运动的中年男性的动态平衡能力水平。兰洋对乒乓球运动对高校教师亚健康状态的干预效果进行研究，得出乒乓球运动对心理亚健康有明显的改善作用，科学合理地进行乒乓球练习能够使人们的心理亚健康状态向健康状态发展。长期乒乓球运动能促进中老年人身心健康，提高生活质量。综上所述，长期进行乒乓球运动能促进人体一般身体素质的发展，改善体质健康，是一项较佳的体育运动，但相关学者主要从一般身体素质指标对乒乓球运动的健康促进作用进行研究，对其健康作用机制的研究较为缺乏。微循环作为运动时物质能量交换和代谢废物交换的唯一场所，对身体功能有着重要的影响，微循环功能的改善有助于提高机体的整体健康水平，但目前有关乒乓球运动对微循环功能的研究鲜有报道，乒乓球运动能否改善中老年人微循环功能尚不明确。基于此，本节主要对长期进行乒乓球运动的健康男性持拍侧前臂微血管反应性进行测量，探讨长期乒乓球运动对健康人群微血管反应性的影响。一方面从微循环角度解释长期乒乓球运动对人体的健康促进作用，另一方面为微循环功能的评价提供一种简单、方便、科学的方法。

研究对象的纳入：运动组研究对象为湖北省恩施土家族苗族自治州城区乒乓球爱好者；男性，身心健康，无影响微循环功能的疾病（史），如皮肤病、静脉曲张、糖尿病、高血压等；每周打球 2~5 次，每次不少于 60 分钟；除乒乓球外平时无其他体育锻炼习惯；了解本研究的目的后自愿参加微血管反应性测试。另选取年龄范围相当、人数相同的健康男性作为对照组，满足以下条件：满足运动组招募条件的第 1 条；除正常的走路等，平时无体育锻炼习惯；自愿参与测试。两组研究对象基本条件如表 12 所示。

表 12　研究对象基本情况

组别	人数（n）	年龄（y）	身高（m）	体重（kg）	BMI（kg/m^2）	运动年限（y）
运动组	26	50.2±8.3	1.70±0.03	70.3±6.9	24.4±2.3	5.0±2.4
对照组	26	49.7±7.2	1.71±0.04	73.3±6.9	25.2±2.0	0

测试指标与数据处理：微循环的测试指标同前面的研究内容。所有数据均采用 SPSS 21.0 统计软件和 WPS 软件进行统计学处理，结果以平均数±标准差表示，使用独立样本 t 检验对不同部位的指标进行比较，$P<0.05$ 为有显著性差异。

研究结果：长期乒乓球运动能提高中老年男性前臂微血管反应性。

通过对长期进行乒乓球运动的健康男性持拍侧前臂的微血管反应性检测，得出运动组和对照组微血管反应性都处于正常范围之内（大于 500），且运动组高于对照组，但两者之间不具有显著性差异（表 13~表 15），表明长期进行乒乓球运动能在一定程度上提高锻炼者微循环功能，与我国学者相关研究结论基本一致。

表 13　长期乒乓球运动对男性前臂微血管 MBP（PU）的影响

部位	MBP			
	基础值	加热后值	差值	增加率（%）
运动组	9±2	112±25	103±24	1140±261
对照组	10±4	99±25	89±23	983±387

表 14　长期乒乓球运动对男性前臂微血管 CMBC 的影响

部位	CMBC			
	基础值	加热后值	差值	增加率（%）
运动组	101±32	291±44	189±59	230±108*
对照组	107±43	262±42	155±45*	197±196*

注：* $P<0.05$，vs 运动组。

表 15　长期乒乓球运动对男性前臂微血管 AVBC 的影响

部位	AVBC			
	基础值	加热后值	差值	增加率（%）
运动组	10±3	37±6	27±8	314±146*
对照组	10±4	34±8	24±8	260±104*

注：* $P<0.05$，vs 运动组。

张铁研究得出，有氧运动能显著提高肺功能较差的大学生甲襞微循环功能。蔡可书研究得出，长期进行太极拳运动能明显改善足底微循环。曹峰研究得出，14 周的有氧运动能使中老年人甲襞微循环的形态结构和生理功能得到显著改善。但在本研究中，运动组微血管反应性未显著高于对照组。分析认为，可能是以下因素导致：一方面，乒乓球属于有氧和无氧混合供能方式，在推挡、搓球等技术中运动者基本处于有氧供能，而攻球过程属于高强度的无氧运动。混合型的供能方式导致运动者机体变化较为复杂，对微循环的干预效应可能小于单纯的有氧运动，所以对微循环功能改善程度有限。另一方面，不良生活方式弱化了运动对微循环的有益干预效应。由于未对运动组研究对象的日常生活方式进行限制（如饮食、吸烟、饮酒等），可能导致运动组部分受试者存在不良生活方式，不良生活习惯对微血管带来不利影响，抵消了乒乓球运动对微循环功能的有益干预效应，最终导致乒乓球运动未能引起受试者微循环功能的显著改善。激光多普勒血流检测仪的测试原理是基于激光对移动血细胞的扫射，将反射的信号进行记录转化，最终测量的 MBP = CMBC×AVBC/100，因此，血流速度和血流浓度是决定血流灌注水平的两个因素。虽然本研究中运动组微血管反应性较对照组无显著提高，但运动组血流速度显著高于对照组，所以长期乒乓球运动有助于微血管血流速度的提高。

综上所述，长期乒乓球运动能在一定程度上提高 40~60 岁男性微循环功能，但与对照组相比不具有显著差异，可能与乒乓球运动复杂的供能方式、受试者的不良生活习惯有关，建议进行体育锻炼的同时养成良好的生活习惯，否则运动干预效应可能会弱化。此外，激光多普勒血流检测仪局部组织加热法评价微血管反应性是研究微循环功能的一种简便、无创的方法，是评价运动干预对微循环效果的一种有前景的技术。

以上研究表明，有氧运动能逆转微血管反应性的增龄性下降，减少血管内皮障碍疾病的发生。微血管反应性的提高对改善循环系统功能、提高 VO_{2max} 和心肺有氧能力，以及身体整体健康程度有着重要作用。2016 年，美国心脏学会提出将心肺耐力列为第五大生命特征。心肺耐力作为衡量人体健康水平与身体能力的重要指标，是和肥胖、吸烟、饮酒、高血压、高血糖、高血脂等并列的独立因素，且比这些因素更能有效地预测死亡风险，因此，微循环功能的改善对预防慢性病的发生有着重要作用。

二、提高普通中老年人群微血管反应性的运动处方建议

对于普通中老年人群，微血管反应性的下降属于生理性下降，微循环并

未出现明显的病理性变化，因此，微循环对运动负荷具备一定的承受能力。研究发现，12 周运动强度为 30%HRR 的有氧运动干预不能显著提高绝经期妇女微血管反应性，而运动强度为 45%～60%HRR 的有氧运动显著提高了受试者的微血管反应性；另有研究指出，改善中老年人甲襞微循环功能的运动干预强度应不低于 50%HRR。综上所述，建议改善中老年人微血管反应性的运动强度在 45%HHR 以上，干预周期在 10～12 周以上。此外，长时间单一运动负荷的干预易使微循环产生适应，因此，随着干预时间的延长，可根据受试者体质适当提高运动强度、运动频率，对微循环产生新的刺激，诱导新的变化产生。

第二节　有氧训练对运动员（耐力性）微血管反应性的影响及训练建议

导言

对于运动员，尤其是耐力性运动员，有氧能力是较为重要的身体能力。有氧耐力不仅是决定耐力运动员运动表现的重要因素，而且与运动后疲劳的程度、恢复速度等密切相关，因此对提高运动员有氧能力有着重要的意义。有氧训练是提高耐力性运动员有氧能力的主要训练手段，而微血管反应性是决定有氧能力的重要生物学基础，并可作为判断运动员有氧能力变化（如高原训练）的敏感指标，因此，提高微血管反应性对改善运动员有氧能力有着重要作用。

一、有氧训练对运动员（耐力性）微血管反应性的干预效应

笔者所在团队的研究表明，耐力性（赛艇）运动员的微血管反应性明显高于同龄的普通人，且运动等级越高，微血管反应性越大，微循环血流的基线值越低。Marko 研究也得出，赛艇运动员微血管反应性显著高于同龄的普通人。一项 meta 分析综合相关研究（506 名耐力训练运动员，15 名力量训练运

动员）指出，优秀耐力运动员微血管内皮舒张能力（依赖式和非依赖式）高于同龄健康人，尤其是40岁以下和55岁以上的优秀运动员。长期的有氧运动训练能显著提高运动员微血管反应性，有助于提升运动表现。但运动员微血管反应性具有一定项目特异性，与运动员身体不同部位的“改造”程度有关。笔者前期研究发现，赛艇运动员不同部位皮肤微血管反应性有较大的差异，如上肢长期发力拉浆导致肱二头肌微血管反应性显著高于股四头肌。运动员微血管反应性的项目特异性与训练负荷的作用部位有关，当运动负荷长期作用于身体某一部位引起微循环功能显著改善，而其他部分改善程度相对较小。此外，笔者所在团队前期研究还发现，微血管反应性与运动员身体机能状态之间存在密切关系，当运动员机能状态不良时（运动性疲劳），微血管反应性明显降低。综上所述，运动员进行微血管反应性测试时应考虑项目的负荷作用特点，选择具有代表性的位点，同时考虑运动员的身体机能状态，避免机能状态的变化影响微血管反应性监测的科学性。

二、微血管反应性在运动员训练中的应用建议

对于耐力性运动员，训练计划制订的理念与普通人的运动处方有较大的差异。长期的耐力训练已将运动员微血管反应性提高到较高的水平，很难进一步显著提高，因此，阶段性训练计划制订的目标并不是提升运动员微血管反应性，而是通过判断运动员训练后微血管反应性的变化和恢复情况，监测训练负荷的合理性与科学性。运动训练提高运动成绩的本质是在训练负荷的刺激下机体不断被破坏与重建，以获得运动后的超量恢复，故训练负荷的制订既要对运动员微循环产生一定的损伤，同时不能显著降低微循环功能，因此，训练计划制订的理念是将运动员微血管反应性控制在一定的范围，并能在训练结束后的恢复期达到或超过正常水平。此外，训练计划的制订还要参考运动员当前的训练目标（如参赛、体能恢复等）。综上所述，运动员阶段性训练计划的制订目标并不是显著提升运动员的微血管反应性，而是基于微血管反应性的变化判断训练负荷的科学性与合理性。

第三节　有氧运动对 T2DM 患者微血管反应性的影响及可能机制

导言

T2DM 是一种由多种病因引起，以慢性血糖升高为特征，伴有脂代谢、蛋白代谢紊乱的代谢综合征，其中，微循环功能障碍是诱导 T2DM 及 T2DM 慢性并发症发生的重要病理生理基础之一。由胰岛周细胞、胰岛微血管内皮细胞共同组成的胰岛微循环结构和功能的完整是维持胰岛 B 细胞发挥正常生理功能的基础，其功能障碍参与了 T2DM 的发病机制。另外，微血管自律运动功能受损导致外周肌肉组织胰岛素抵抗、靶器官微循环功能障碍引起的靶细胞进行性损伤等也参与了 T2DM 的发病机制。T2DM 的发生还会进一步加重微血管结构、血管舒张功能障碍和血液流变学的异常程度，形成恶性循环，加重病情的发展。因此，提高 T2DM 患者微循环功能有助于降低并发症发生风险，促进患者病情改善。微血管反应性指不同刺激下（如局部皮肤组织加热、动脉血流阻断、内皮给药等）微血管舒张能力的变化，常以 MBP 的变化评价微血管反应性的大小，是评价微循环功能的常用指标。有研究表明，长期有氧运动能提高 T2DM 患者的微血管反应性，并增进患者整体健康水平，但也有研究得出不同结论。

一、T2DM 患者微血管反应性的变化特征

（一）静息状态下微血管反应性下降

微血管舒张反应有内皮依赖性舒张和非内皮依赖性舒张两种形式，前者需要在具有完整的生理结构和生理功能的器官中发生，而后者可以在离体的器官中发生。静息状态下微血管内皮依赖性舒张能力下降是 T2DM 患者微血管反应性重要变化特征，且在发病早期就已出现。研究发现，具有足溃疡风

险的 T2DM 患者皮肤微血管内皮依赖性舒张能力显著下降。还有研究表明，T2DM 患者肺泡微血管血流储备能力下降，导致肺容量、肺泡血流灌注降低，且与肥胖度呈正相关。微血管血流储备能力是评价微血管反应性的重要指标，血流储备能力下降会导致患者应激状态下（如急性运动）血流灌注不足，降低患者的应激能力。另外，与无胰岛素抵抗的健康女性相比，胰岛素抵抗使女性微血管内皮依赖性舒张能力显著降低。此外，长期高糖膳食（10%果糖溶液）也能显著降低微血管内皮依赖性舒张能力。微血管内皮依赖性舒张反应由内源性 NO 所介导。在 T2DM 的发生与发展中，自由基过量产生、炎症反应等会引起微血管内皮细胞发生损伤，导致内皮细胞 eNOS 的活性及内源性 NO 生成减少；同时自由基还与 NO 结合，使 NO 发生降解，生物利用度下降。此外，T2DM 患者前臂皮肤微血管非内皮依赖性舒张能力也显著下降，但动脉血流阻断后血管反应性充血指数无显著变化。笔者认为，可能与血管反应性充血的机制相关。与微血管内皮依赖性舒张反应不同，血管反应性充血并非 NO 介导发生，如使用药物阻断 NOS 的表达并不能使血管反应性充血能力下降。在血管反应性充血过程中，代谢性血管扩张因子、内皮舒张因子（如前列腺素）、肌源性调节、感觉神经等因素可能是主要的机制，而 T2DM 患者体内这些因子及调节路径可能并未发生明显变化。

T2DM 患者微血管舒张能力下降会诱发骨骼肌等器官血流灌注障碍，导致血流灌注不足，使细胞发生缺氧，降低细胞功能。$TcPO_2$是氧气透过毛细血管弥散出来的氧气含量，能直接反映局部组织细胞的血流灌注与供氧状态的变化，是预测糖尿病足溃疡发生风险及判断足溃疡发生程度的重要指标。研究发现，中老年 T2DM 患者（具有糖尿病足并发症）足背 $TcPO_2$显著下降。另外，在评价组织微血管血流状态时，肢体抬高后 $TcPO_2$值较平卧位值更具敏感性，对预测糖尿病周围神经病变具有重要价值，而 T2DM 患者足背 $TcPO_2$基线值及肢体抬高后值均显著下降。在正常情况下，微血管具有一定的血流储备能力及血流调节能力，能根据身体所处的位置（如抬高肢体）对血流量进行调节。因此，血流量不会发生较大幅度的变化，但当微血管反应性下降时，微血管的血流储备能力及调节能力会减弱，导致血流量显著下降，$TcPO_2$也随之降低，因此，抬高肢体后 $TcPO_2$的变化是反映 T2DM 患者足背微循环功能的敏感指标，尤其对病情的早期诊断有意义。在微循环功能障碍早期，静息仰卧状态下 T2DM 患者足背 $TcPO_2$可能并未发生显著变化，但由于血管反应性及血流调节能力的减弱，抬高肢体后 $TcPO_2$值可能会明显下降。因此，建议将仰卧和抬高肢体后 $TcPO_2$值联合用于 T2DM 患者足背微循环功能的评价，但对于抬高的角度及停留的时间需要进一步研究明确。

肌氧饱和度（SmO_2）也是评价 T2DM 患者微循环功能和机体供氧能力的重要指标，其能反映出肌红蛋白（Mb）的氧合能力。Mb 是肌细胞储存和分配氧的蛋白质，其氧合情况取决于微血管向肌肉细胞输送氧的能力。研究表明，T2DM 患者股直肌、腓肠肌内侧 SmO_2均显著降低。SmO_2与人体有氧能力有着密切的关系，可评定肌肉耐力及全身耐力水平。有氧耐力水平是决定人体基本运动能力与日常体力活动水平的重要因素，其水平下降会加速肌肉疲劳的发生，降低体力活动水平。因此，SmO_2下降会降低 T2DM 患者的有氧运动能力，导致日常体力活动不足，而体力活动不足又会进一步加重 T2DM 的发生，形成恶性循环。综上所述，笔者认为应在微血管舒张反应能力和 $TcPO_2$基础上，进一步将 SmO_2作为评价 T2DM 患者微循环功能障碍的指标，以精准测量 T2DM 患者肌肉细胞的氧合状态。

（二）运动过程中微血管反应性减弱

血流灌注不足是微血管反应性下降的重要标志，也是导致 T2DM 患者运动中供氧障碍的重要原因。研究表明，T2DM 患者运动过程中骨骼肌 MBP 增加缓慢，诱发骨骼肌需氧—供氧障碍。另外，糖尿病患者休息时和等长踝关节跖屈运动期间，小腿腓肠肌 MBP 均显著降低，且后者下降幅度更大。Lisa 等研究得出相似结论，无并发症的 T2DM 患者低强度和高强度运动时微血管反应性均无显著变化，但具有微血管并发症的患者运动时微血管反应性显著降低。还有研究表明，糖尿病患者低步频行走时足底 MBP 正常，但高步频行走时足底血流量降低。运动过程中 MBP 不足会降低 $TcPO_2$和 SmO_2，造成肌肉组织缺氧发生。研究表明，糖尿病患者运动时 $TcPO_2$呈下降趋势，但健康人

群运动时 $TcPO_2$呈上升趋势，运动时局部肌肉血流减少，且血氧饱和度不成比例地降低。另外，还有研究发现，最大等距收缩期间，糖尿病患者股直肌、腓肠肌内侧肌 SmO_2最低值显著低于对照组。SmO_2下降会导致 T2DM 患者运动耐受性下降。

运动不耐受是 T2DM 患者常见的运动特征，其与有氧能力的下降有着密切的关系。T2DM 患者 SmO_2下降导致肌肉组织供氧不足，降低机体对运动负荷的承受能力，不仅使运动能力下降，而且增大了运动中不良心血管事件的发生风险。因此，T2DM 患者应避免大强度负重体力活动，且负重体力活动后应适当休息后再进行运动，以减少意外伤害事件的发生风险。在运动过程中，T2DM 患者微血管反应性减弱也主要与 NO 有关。与健康受试者相比，T2DM 患者一次性运动后 NO 水平显著下降，导致血管舒张效应减弱。还有研究表明，超氧化物歧化酶和还原型辅酶Ⅱ不能调节高温运动期间 T2DM 患者和健康人群皮肤微血管舒张反应能力，但 NOS 能调节皮肤血管舒张能力的变化。此外，运动过程中 T2DM 患者微血管反应性减弱还与心脏功能有关。T2DM 患者心脏每搏输出量降低，导致心脏血流储备能力下降，运动时肌肉的局部血流量减少，且与患者糖尿病的严重程度相关。

综上所述，运动时 T2DM 患者微血管反应性明显下降，导致微循环血流灌注不足，诱发缺氧的发生，降低患者运动耐受能力。因此，定量运动负荷下微血管反应性的变化可作为评价 T2DM 患者微循环功能的指标，但目前有关定量负荷下 T2DM 患者微血管反应性变化的研究较少，且运动诱发方案差异较大，尚不能形成统一的运动方案。因此，需要进一步形成标准化的评价体系并进行推广，以提高 T2DM 患者微循环功能诊断的准确性。

二、有氧运动对 T2DM 患者微血管反应性的干预效应及有氧运动建议

（一）有氧运动对 T2DM 患者微血管反应性的干预效应

基于运动强度适中、安全性高等特点，有氧运动是 T2DM 患者普遍采用

的运动方式。多数研究认为，有氧运动干预能提高 T2DM 患者微血管反应性，改善患者能量代谢水平，发挥降血糖作用。研究表明，4 周的步行运动能显著提高 T2DM 患者微血管反应性，缩短血流到达峰值的时间（缺血再灌注）。还有研究表明，12 周的有氧运动能显著提高 T2DM 患者微血管内皮依赖性舒张功能，改善血糖水平，12 周的步行运动能显著改善 T2DM 患者甲襞微循环形态、血流流态，提高血流灌注能力。另外，16 周的健身操和太极拳运动均能提高 T2DM 患者微血管反应性，加快足底血流灌注流速，且太极拳运动干预效果更佳。运动对 T2DM 患者微血管反应性的影响还与能量的消耗有关。有研究发现，日常行走能耗较高的 T2DM 患者行走时足底 MBP 显著增加，但低能耗足底 MBP 无显著变化。虽然长期的有氧运动能提高 T2DM 患者微血管反应性，增强血流灌注能力，但当运动强度或运动量较小时，运动干预效益也会减弱。此外，相关动物实验也表明长期的有氧运动能改善 T2DM 大鼠的微血管反应性。研究表明，6 周的有氧运动能提高小鼠骨骼肌微血管反应性，10 周、20 周的有氧跑步运动均能逆转 T2DM 大鼠微血管内皮依赖式舒张能力的下降。

但也有研究表明有氧运动不能提高 T2DM 患者微血管反应性。研究发现，10 周的有氧训练不能提高 T2DM 患者足背微血管反应和 NO 水平，但能提高患者 VO_{2max}和个体乳酸阈。其原因可能是运动强度偏小及运动周期偏短，不足以诱导微血管反应性的显著变化。还有研究得出，6 个月的有氧运动能显著改善 T2DM 患者大血管内皮功能，但对微循环功能无显著影响。这可能与该研究微循环功能的评价手段不同有关，该研究中激光多普勒血流灌注成像技术在评估微循环方面可能缺乏敏感性，导致无法观察到微循环功能的变化。另外，还有研究得出，8 周的水中有氧运动能显著改善 T2DM 患者微血管反应性，但陆上有氧运动对微血管反应性无显著影响。原因可能是水中运动对血管产生的压力降低了交感神经的收缩血管功能，促进利钠肽的释放，提高微血管的舒张反应。基于水的浮力、压力及冷热刺激等特点，水中运动能对患者产生特殊的刺激，且能减少运动风险，尤其适合具有下肢血管病变的患者，因此，水中运动是调控 T2DM 患者和增强微循环功能的较佳选择，但目前该方面的研究成果较为缺乏，今后应重点关注该方面的研究。此外，有研究表明6个月的有氧运动未能显著改善T2DM患者微血管反应性。分析认为，该研究结果与患者的病情等因素有关。在该研究中，患者病程较短（平均值为3.8年）且血糖控制较好（平均值为8.03mmol/L），微循环功能尚未出现明显的障碍，因此运动干预不能进一步提高患者的微循环功能。

综上所述，有氧运动能改善T2DM患者微血管反应性，但运动干预方案（运动强度、运动形式、干预周期等）、微循环功能评价方法、患者病情等因素也会对干预效应带来影响。因此，未来应重点研究不同有氧运动方案对T2DM患者微血管反应性的干预效应，明确两者的“剂量-效应”关系，寻求有氧运动改善T2DM患者微血管反应性的“运动量阈值”及最佳的运动干预剂量，为T2DM患者微血管反应性的精准运动干预提供证据支撑。

（二）改善T2DM患者微血管反应性的有氧运动建议

对于T2DM患者，微血管已出现病理性变化，因此，运动强度的制订要依据患者病情和运动能力。在运动的初始阶段，建议患者以低强度有氧运动（30%~45%HRR）为主；患者运动耐受能力提高后，可适当增大运动强度（45%~75%HRR）。另外，还可以根据患者个体的体质情况制订个性化、精准化运动强度。肥胖是诱发T2DM发生的重要因素，减重降脂是改善T2DM患者病情的重要途径。FATmax能快速促进脂肪分解，具有较佳的减脂效果。笔者所在团队的研究表明，FATmax强度运动能显著降低肥胖患者的体重、体脂，并通过促进NO的生成降低动脉硬化指数。因此，可将FATmax强度作为T2DM患者个体化、精准化运动强度。此外，SmO_2能精确监控运动过程中肌肉氧供与氧耗过程中的生理学信息，实时反映运动强度的变化，是监控运动强度的敏感性指标。因此，可将SmO_2作为监控T2DM患者运动强度的重要手段。

对于运动方式的选择，T2DM患者尤其是具有下肢血管病变、足溃疡等并发症的患者应避免跳跃类运动或冲击类运动，减少机械应力对肌肉组织的损伤。基于水中运动对微血管的特殊益处，有下肢或足部病变的患者可采取水中运动方式，减少机械应力对肌肉组织的损伤。对于T2DM患者每周的运动量，建议每周维持在150～300分钟之间甚至更长。有研究表明，每周运动150分钟能减轻代谢综合征患者体重和改善毛细血管密度，而每周运动300分钟能显著减少体内脂肪堆积和增大毛细血管密度。另外，T2DM患者应坚持持久运动。有氧运动对T2DM患者微血管反应性的干预效应并非是永久性的，T2DM患者停止运动4周后微血管反应性及血流达到峰值的时间被逆转，运动对糖尿病大鼠微血管内皮依赖式舒张能力的干预效应在停训5周后被逆转。因此，T2DM患者要坚持持久性运动，避免运动干预效应在停训后被逆转。

三、有氧运动改善T2DM患者微血管反应性的可能生物学机制

（一）有氧运动通过调节NO、ET-1的水平提高微血管反应性

引起血管舒张的途径包括内皮依赖式舒张和非内皮依赖式舒张两种，前者是指血管在药物或生理刺激下（如局部加热、运动）血管内皮细胞释放血管活性因子，包括NO、前列环素等，其中最重要的是NO的产生。在刺激的作用下，血管内皮细胞NOS将左旋精氨酸转换成NO，NO进入平滑肌与鸟苷酸环化酶中的Fe^{2+}结合，产生环鸟苷酸而使平滑肌舒张。内皮依赖式舒张必须在具有完整生理功能（完整的内皮细胞）的血管中进行，乙酰胆碱是最常用的内皮依赖式血管舒张剂，通过对血管注射乙酰胆碱前后血流量的测定可评价血管的内皮依赖式舒张能力。乙酰胆碱通过以下两种途径引起血管的舒张：一是直接与内皮的毒碱结合，继而引起NO的释放；二是作用于C纤维，促进P物质和降钙素基因相关肽的表达。但也有研究发现，乙酰胆碱所介导的血管舒张主要是由前列环素介导，而非NO。Fujii N使用NOS阻断剂阻断NO的表达后，乙酰胆碱所介导的血管舒张无变化或仅仅部分减弱，提示乙酰胆碱可引起非NO依赖性血管舒张。

非内皮依赖式舒张则不依赖完整的内皮细胞，其中离子电渗透法注射硝普钠是评价血管非内皮依赖式舒张能力最常用的药物。注射硝普钠后，血管可直接释放NO而使平滑肌舒张。多数研究认为，运动对MBP的影响主要是

通过提高 NO 所介导的血管内皮细胞的依赖式舒张能力，具体可表现为：运动强度增大→MBP 增加→血流量对血管壁的剪切应力增大→促进微血管内皮细胞内源性 NO 产生（通过提高 NOS 活性及其基因的表达）及非药理性地提高血管舒张剂 NO 的生物利用度（主要表现为血管平滑肌细胞对 NO 敏感性的提高），同时增加的剪切应力还能上调 NOS mRNA 的表达。对于剪切应力调节 NOS 表达的机制可能是通过 Ca^{2+}浓度的调节。结构性 NOS 的活性受 Ca^{2+}浓度的影响，当 Ca^{2+}进入细胞后可形成 Ca^{2+}-CaM 复合物，与结构型 NOS（cNOS）结合可导致其酶激活，使其释放 NO。

Vassalle C 研究发现，长距离自行车运动员 MBP 的提高（无论是基础条件下还是反应性充血血流峰值）与血浆中 NO 浓度有着直接的相关性，运动训练引起微血管的舒张主要是 NO 产生的增加；对于普通人，这种相关度将会下降，而与其他血管活性因子的关系更大。Tanriverdi H 研究发现，耐力运动员血管的内皮依赖式舒张能力明显高于普通的健康人，尤其是 ACE Ⅱ 基因型的耐力运动员。Kingwell 等人通过研究也认为，微血管内皮细胞 NO 分泌增加是导致微循环血管舒张能力及血流灌注量增大的主要原因。Wang JS 等人通过研究发现，受试者在 8 周有氧运动后注射乙酰胆碱引起的血管舒张能力较运动前明显提高，同时 NO 代谢产物的浓度也明显增大，而注射硝普钠后血管未发生相似的变化。同时 Wang JS 研究还发现，使用 L-NMMA 抑制 NOS 表达后可使乙酰胆碱诱导的血管血流量的增加值减少 60%~75%。Klonizakis M 研究发现，静脉曲张术后患者进行 8 周的有氧运动后（跑步机跑步）腿部微循环内皮依赖式舒张能力（注射乙酰胆碱后微血管的反应性）明显高于对照组，而非内皮依赖式舒张能力（注射硝普钠后微血管的反应性）两组患者都没有明显变化。国内学者任文君研究后也发现，运动训练可提高骨骼肌血管中的 NO 含量、NOS 活性及 NOS mRNA 基因的表达，基础状态下运动员 NO 浓度比正常人高 20%~25%，但研究也指出，过度的训练可导致 NO 生成过量，不利于运动后机体的恢复，甚至产生运动性疲劳。有学者指出，随着 NO 浓度的不断增大，微血管平滑肌细胞对 NO 的敏感性及反应性可能降低，即对 NO 产生耐受性。耐受性产生后，其他血管舒张因子将发挥重要作用，如前列腺素和内皮衍生超极化因子能使乙酰胆碱介导的舒张能力增强，尤其在手背部这一作用更明显。综上所述，有氧运动引起 MBP 增加，使微血管流体剪切应力增大，促进内源性 NO 产生与释放，提高微血管反应性，但其他舒张因子的作用仍需要进一步研究。

（二）有氧运动通过激活过氧化物酶体增殖物激活受体（PPAR）改善血脂代谢因子提高微血管反应性

血脂代谢因子对微血管舒张反应有着重要的影响，如低密度脂蛋白（LDL）能直接损伤血管内皮细胞，导致细胞内皮细胞脱落、炎症反应并抑制 NO 的释放，降低血管的舒张反应能力，而高密度脂蛋白（HDL）对内皮细胞具有保护作用，并能促进微血管增生，提高微血管舒张功能。PPAR 是核激素受体家族中的配体激活受体，能够控制许多细胞的代谢过程。PPAR 有 PPARα、PPARγ 和 PPARβ/δ 三种亚型，其中 PPARα、PPARβ/δ 的激活能增强脂肪酸的氧化，PPARγ 的激活能提高胰岛素的敏感性，增强葡萄糖代谢。研究发现，运动能激活糖尿病大鼠肝和腓肠肌的腺苷酸活化蛋白激酶-过氧化氢酶体增殖物激活受体 α-肉碱棕榈酰转移酶 1（AMPK-PPARα-CPT1）通路，改善大鼠血糖血脂代谢。另外，还有研究发现，运动能上调胰岛素抵抗小鼠 PPARγ mRNA 表达。脂肪组织是 PPARγ 的作用靶点，而 PPARγ 活化能调控葡萄糖转运体-4 的表达，促进脂肪组织对葡萄糖的摄取，增强胰岛素的敏感性，增加内皮细胞 eNOS 的表达，使内源性 NO 生成增加，提高血管舒张功能。综上所述，运动能通过 AMPK 等促进 PPAR 的表达，而 PPAR 通过调控下游相关酶的活性、调控葡萄糖转运体-4 的表达等增强脂肪代谢及提高胰岛素的敏感性，对内皮细胞产生保护作用，促进内源性 NO 的生成，提高微血管舒张反应能力。

（三）有氧运动通过 AMPKα 磷酸化、上调低氧诱导因子-1α（HTF-1α）表达等提高抗氧化能力对内皮细胞产生保护作用

机体氧化应激与抗氧化系统功能是影响微血管舒张反应的重要因素。氧

化应激水平增强会引起内皮细胞损伤，降低 eNOS 活性，减少内源性 NO 的生成，而提高机体抗氧化能力能加快自由基的消除，降低机体氧化应激水平，对内皮细胞产生保护作用。研究表明，有氧运动和抗阻运动均能通过激活核因子红细胞系-2 相关因子 2（Nrf2）调控下游抗氧化蛋白血红素加氧酶-1（HO-1）、醌氧化还原酶 1（NQO1）的表达，改善 T2DM 大鼠氧化应激水平，且有氧运动干预效果更佳。另外，有氧运动还能上调高脂饮食小鼠骨骼肌 AMPK 活性，增加沉默调节蛋白 1（SIRT1）的表达水平，减少叉头状转录因子 O1（FoxO1）表达，抑制自由基的产生，降低氧化应激水平。此外，还有研究表明有氧运动能加强 T2DM 患者自由基的清除，增强机体的抗氧化能力。综上所述，运动干预能通过激活 Nrf2、上调 AMPK 活性等途径提高抗氧化能力，对内皮细胞产生保护作用，提高微血管舒张反应能力。

（四）有氧运动通过改善线粒体功能发挥对微血管内皮细胞的保护作用

线粒体功能异常能引起微血管内皮细胞发生损伤，降低血管舒张反应能力。研究发现，线粒体自噬抑制是脂多糖诱导的人肺微血管内皮细胞损伤的可能机制之一。另外，高脂饮食线粒体外膜转运蛋白 70 能诱导糖尿病心脏微血管内皮发生损伤。此外，还有研究发现线粒体 ATP 敏感性钾通道通过调控核因子 κB、趋化因子、抑癌基因 p53 mRNA 的表达影响缺氧复氧后大鼠心肌微血管内皮细胞的凋亡。综上所述，线粒体功能的改变与微血管内皮细胞的损伤的发生有着密切的关系，而运动干预能改善线粒体的质量和功能，对微血管内皮细胞产生保护作用，提高血管舒张反应能力。研究发现，有氧运动干预通过促凋亡调节蛋白（NIX/BNIP3）、引导预测激酶 1/帕金蛋白（PINK1/Parkin）信号通路促进高脂饮食大鼠骨骼肌线粒体自噬的发生。还有研究表明，有氧运动训练结合饮食控制能通过促进小鼠骨骼肌 NIX 蛋白促进骨骼肌线粒体自噬发生。另外，笔者所在团队研究发现，小鼠骨骼肌线粒体生物合成与微血管反应性有关，而有氧运动可能通过 AMPK 介导的通路、线粒体合成的其他通路提高小鼠骨骼肌微血管反应性。综上所述，运动干预可通过多种途径提高线粒体的质量和功能，对微血管内皮细胞产生保护作用，提高血管舒张反应能力，但尚缺乏相关的直接研究证据。

小结

综上所述（图2），静息状态与定量运动负荷下 T2DM 患者微血管反应性均出现下降，且具有血管并发症的患者下降更明显，建议在对 T2DM 患者微循环功能评价时，综合静息状态与定量运动负荷下微血管反应性的变化，尤其是 T2DM 早期患者。另外，多数研究认为有氧运动能改善 T2DM 患者微血管反应性，但运动强度、干预周期、微血管反应性评价方法及患者血糖水平等因素也会对干预效益带来影响，未来应重点研究有氧运动改善 T2DM 患者微血管反应性的“剂量-效应”关系，寻求最佳的运动干预剂量。此外，NO 与 ET-1 水平、血脂代谢因子水平、抗氧化能力、线粒体功能的改善等可能是运动提高 T2DM 患者微血管反应性的生物学机制，但直接的研究证据链仍较为缺乏。

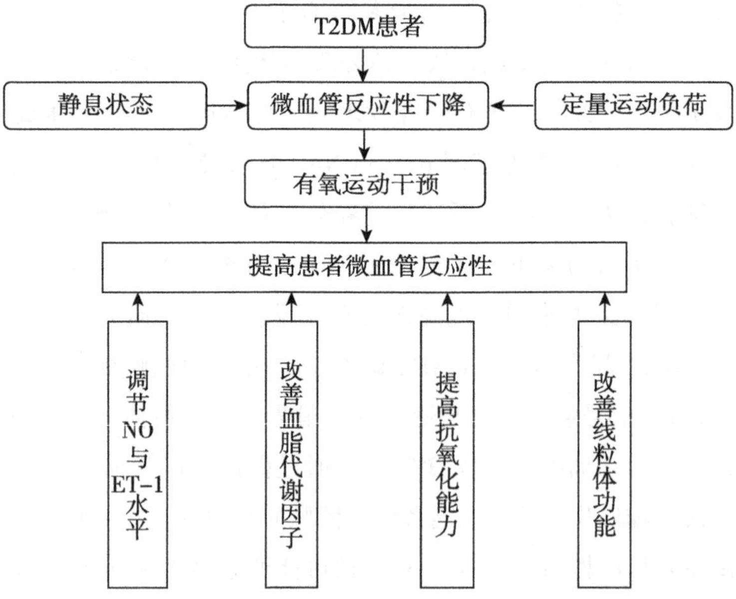

图2　T2DM 患者微血管反应性的变化及有氧运动干预

第四节　有氧运动对肥胖患者微血管反应性的影响及可能机制

导言

肥胖不仅是一种慢性病，而且是诱发高血压、T2DM、癌症等多种慢性病的危险因子。在肥胖的发生与发展过程中，机体微血管内皮细胞损伤都是关键因素，且是肥胖发病机制的早期事件。微循环作为机体物质能量交换的唯一组织，其功能障碍使器官血流灌注不足，导致器官发生缺血缺氧。肥胖诱导的大血管内皮功能障碍促进动脉粥样硬化发生，而微循环功能障碍引起器官血流灌注不足，诱导缺血性心脏病、慢性肾病、心绞痛、间歇性跛行等疾病的发生。此外，微循环功能障碍还使骨骼肌等器官供氧能力不足，导致运动过程中缺氧，出现运动不耐受等现象。因此，改善肥胖人群微循环功能障碍不仅能减少慢性病的发生，而且能提高运动耐受性，增强日常体力活动和体育锻炼的能力。研究表明，有氧运动不仅是减脂降重的有效方式，而且能提高肥胖人群微循环功能。

一、肥胖人群微血管反应性的变化特征

（一）静息状态下肥胖人群微血管反应性的变化特征

对于肥胖人群，静息状态下微血管反应性明显下降，导致血流灌注不足，增大慢性病的发生风险。研究表明，与健康受试者相比，具有胰岛素抵抗的肥胖女性前臂微血管内皮依赖性舒张功能显著下降，且微血管内皮依赖性舒张功能与血压、BMI、体脂、腰围及胰岛素抵抗指数等具有显著负相关。还有研究表明，肥胖人群体内过氧化氢和超氧化物水平升高，股外侧肌乙酰胆碱刺激后 MBP 增加幅度降低，表明肥胖人群微血管内皮功能受损，烟酰胺腺嘌呤二核苷酸磷酸氧化酶抑制剂罗普宁能降低肥胖受试者过氧化氢和超氧化物水平，并逆转微血管内皮功能障碍；该研究认为，烟酰胺腺嘌呤二核苷酸磷

酸氧化酶是肥胖人群骨骼肌中过量自由基产生的来源，并诱发微血管内皮功能障碍。另外，与 BMI 正常的妊娠晚期健康女性相比，肥胖妊娠晚期健康女性微血管内皮依赖性和非依赖性血管舒张反应均显著降低，且血脂代谢因子、C 反应蛋白、胰岛素均与微血管内皮依赖性舒张功能呈负相关。此外，儿童青少年视网膜微血管管径与肥胖程度、血压、久坐时间等呈负相关，与心肺功能呈正相关。相关动物实验表明，长期高糖高脂膳食导致大鼠微血管内皮依赖性舒张功能显著下降。Boa 研究表明，长期高脂饮食大鼠的微血管内皮依赖性舒张功能下降，但非内皮依赖性舒张功能无显著变化。Boa 还发现，长期高糖膳食使大鼠微血管内皮依赖性血管舒张显著降低。此外，饮食中不同类型的脂肪对微血管反应影响不同，食用多不饱和脂肪后血浆甘油三酯、胰岛素和非酯化脂肪酸升高，餐后 3 小时微血管反应性充血指数显著升高，但摄入饱和脂肪 3 小时微血管反应性充血指数显著降低，该研究认为摄入饱和脂肪能降低 HDL 的抗炎作用，损害内皮细胞功能，而摄入多不饱和脂肪能提高 HDL 的抗炎活性，对内皮细胞产生保护作用。

综上所述，肥胖人群及长期高糖高脂膳食会损伤微血管内皮细胞功能，降低微血管内皮依赖性舒张功能、微血管管径，导致血流灌注不足，造成能量物质代谢紊乱，但也有研究得出不一致的结论。Limberg 研究发现，正常、肥胖和代谢综合征群体中微血管内皮依赖性和非内皮依赖性舒张反应均无显著差异，但肥胖和代谢综合征群体前列环素诱导的血管舒张反应显著下降。该研究认为，氧化应激反应是造成肥胖人群微血管反应性下降的重要因素，该研究中由于受试者是年轻群体，体内氧化应激反应较轻，所以未造成微血管反应性下降；而前列环素诱导的血管舒张反应与氧化应激无关，所以前列环素诱导的血管舒张反应下降。Montero 得出相似结论，与正常体重的青少年相比，重度肥胖青少年肱动脉血流介导的血管扩张能力和舌下硝酸酯介导的血管扩张能力均显著下降，但乙酰胆碱、硝普钠内皮给药及局部加热刺激后皮肤微循环的血流峰值无显著变化。该研究认为，氧化应激在肥胖人群大血管中明显增强，而在微血管中不明显，所以微血管反应性无显著变化。肥胖受试者微血管非内皮依赖性舒张能力显著低于正常受试者，但微血管内皮依赖性舒张能力无显著差异（内皮注射醋甲胆碱），表明肥胖人群内皮细胞对外源性NO的反应能力减弱，需要高于同龄正常人10倍的硝普钠浓度才能达到相同的血管舒张程度。该研究认为，肥胖人群内皮依赖性血管舒张功能的保持是由于前列腺素、内皮衍生超极化因子等舒张因子补偿机制的结果。

肥胖人群皮肤微血管反应性充血能力（指数）也显著下降。阻断后反应性充血是局部组织受压，引起周围软组织毛细血管缺血及低血氧（缺氧），解除压迫血流又进入组织，受压区开始充血，其包括快速充血和血流持续性补偿两个阶段，尤其是充血速度是一种新的微循环功能标记物，是评价不良心血管事件发生的重要标志。研究发现，肥胖青少年血液Adropin（一种调节内皮功能的分泌蛋白）水平、反应性充血指数均显著低于正常体重青少年。另外，动态甲襞毛细血管视频镜评估显示，肥胖人群红细胞速度基线和微血管充血后的血流峰值显著低于正常人，血流到达峰值的时间长于正常人，但手指背部毛细血管镜检查显示静息时毛细血管密度、反应性充血指数无显著差异，该研究认为动态甲襞微血管镜比手指背侧微血管镜能更好地检测肥胖引起的循环功能障碍。此外，肥胖人群微血管反应性充血期间毛细血管密度无显著变化，但健康受试者毛细血管密度显著增加；反应性充血期间两组受试者血流动力学发生变化，但肥胖人群毛细血管扩张能力降低，表明肥胖人群微血管密度及微血管舒张功能下降。但也有研究发现，与正常的青少年相比，肥胖青少年微血管反应性充血峰值血流量、峰值血管电导和反应性充血曲线面积更高，表明肥胖青少年基础血流量升高。静息状态下肥胖青少年较高的血流量可能是机体发生的代偿性反应。与微血管内皮依赖性舒张反应不同，反应性充血期间的血流峰值、充血时间主要与感觉神经、内皮源性超极化因子有关，并非由NO介导。为了维持微血管内皮细胞正常功能，肥胖人群内皮源性超极化因子可能发生了代偿性变化，使基础血流量升高。

（二）运动状态下肥胖人群微血管反应性的变化特征

在运动过程中肥胖人群微血管反应能力也明显下降。研究发现，一次性急性运动显著增加非肥胖男性和肥胖男性前臂微血管舒张能力，但非肥胖男性在运动后不同时段血流量增加的幅度大于肥胖男性。还有研究发现，与正常体重同龄人相比，青春期前中度肥胖男孩血管内皮功能受损，局部膝伸肌运动和最大运动时下肢血流量增加幅度减小，导致局部肌肉动态运动时肌肉灌注反应迟钝，但血管平滑肌反应性没有改变。此外，与正常体重男性相比，肥胖男性血流介导的血管扩张功能、反应性充血的血流峰值显著降低；在休息和最大运动量期间，两组受试者下肢皮肤硝酸盐依赖性血管扩张过程中的血流峰值均显著增加，但正常体重男性高于肥胖男性。运动耐受能力不仅是评价肥胖人群体质健康的重要指标，而且是影响肥胖人群日常体力活动和体育锻炼的重要因素。肥胖人群运动过程中微血管反应性降低，使骨骼肌等器官血流灌注不足，导致机体缺氧发生，出现运动不耐受现象。血流灌注不足导致的组织缺氧不仅会降低肥胖人群运动的耐受能力，而且会增大运动过程中不良心血管伤害事件的发生风险。此外，运动耐受能力下降会进一步造成肥胖人群体力活动不足，加剧肥胖的发生，形成恶性循环。因此，建议在对肥胖人群微循环功能障碍评价时结合运动状态下肥胖人群微循环功能障碍的变化，并制订适合的运动方案予以推广。

二、有氧运动对肥胖人群微血管反应性的干预效应

有氧运动是控重减脂的有效方式，并能逆转肥胖人群微循环功能障碍。研究表明，4 周有氧运动能逆转高糖膳食诱发的血管内皮依赖性舒张功能的下降。还有研究指出，青少年肥胖人群代谢调节和血管内皮功能均发生一定程度障碍（反应性充血指数降低），6 周运动结合饮食干预能有效改善肥胖青少年身体形态和糖脂代谢水平，提高微血管反应性充血指数。还有研究表明，8 周有氧运动能显著降低肥胖受试者过氧化氢水平，并将微血管内皮依赖性舒张功能恢复到与正常人相当的水平；8 周中等强度有氧训练能显著改善久坐超重轻度高血压患者皮肤微血管反应性和血浆脂联素水平，且先于血压下降发生。相关动物实验表明，10 周跑台运动能促进肥胖大鼠比目鱼肌毛细血管的生成及降低肥胖大鼠体重、空腹胰岛素和甘油三酯水平，提高小动脉扩张能

力，逆转微血管稀疏。此外，还有研究表明12周有氧运动也能对肥胖人群微循环功能产生有益效应，能显著提高肥胖青少年Adropin水平和微血管反应性充血指数，且Adropin是影响微血管反应性充血指数的独立因素，12周运动与饮食控制相结合可有效改善肥胖青少年微血管反应性充血指数。相关动物实验表明，12周不同运动量的有氧运动均能显著降低高脂饮食大鼠收缩压和心率，且每周150分钟运动量能减轻体重，提高心肌毛细血管密度 。笔者所在团队前期研究也表明，12周有氧运动（每周大于3次）能提高久坐大学生微血管反应性，但每周1~2次的有氧运动对微血管反应性无显著影响。另外，还有研究表明10个月的家庭运动干预能显著降低肥胖青少年体重指数、体脂率、高敏C反应蛋白，提高运动能力和微血管内皮细胞功能。一项meta分析综合相关研究，得出运动可改善超重、肥胖儿童的血管功能，但最佳锻炼方式还需要进一步的研究。

综上所述，4~12周及以上的有氧运动干预能提高肥胖人群微血管反应性，改善微血管内皮细胞功能，但也有研究持相反结论。与正常的肥胖青少年相比，肥胖青少年反应性充血峰值血流量、峰值血管电导和闭塞后反应性充血曲线下面积更高，但3个月中等强度持续训练和高强度间歇训练后反应性充血峰值血流量、峰值血管电导和曲线下面积均无显著变化，该研究认为无论何种形式都不能改善肥胖青少年微循环功能。另外，4个月运动减肥后重度肥胖青少年体重、血浆瘦素、过氧化物酶和组织纤溶酶原激活物显著降低，但肱动脉和微血管反应性均未改善，该研究认为体重减轻并不能改善血管平滑肌对外源性有机硝酸盐的反应。笔者认为，不同研究结果间的差异可能与运动方案（运动强度、运动内容等）、受试者身体机能、年龄等因素有关，但其准确的原因仍待进一步研究明确。另外，单次有氧运动也能提高肥胖人群微血管反应性。研究表明，30分钟70%VO_{2max}强度的跑步运动能显著增加肥胖绝经前妇女皮肤MBP、Hb相对浓度。还有研究发现，口服高脂肪食物耐受性试验前一天进行90分钟的跑步机行走运动能显著提高中心肥胖受试者微血管内皮依赖性和非内皮依赖性舒张功能，并降低甘油三酯浓度，且甘油三酯浓度的变化可能是影响血管舒张功能的重要机制。

综上所述，单次有氧运动及长时间的有氧运动均能改善肥胖人群微循环功能，但相关研究在运动形式、运动强度、运动时间等方面存在较大的差异，因此干预效应无法进行精准比较。笔者认为，未来应重点关注肥胖人群体重的变化与微血管反应性之间的关系，明确体重与微血管反应性的定量关系，以便于通过体重的变化判断微血管反应性的改善程度。另外，还应重点关注有氧运动的强度与肥胖人群微血管反应性的关系。目前，相关研究对于运动强度的制定不仅笼统模糊，而且缺乏个体差异性，减弱了运动干预的效果。FATmax 是指单位时间内脂肪氧化利用最大化时所对应的运动强度，该运动强度能有效促进脂肪分解，达到较好减脂效果，但目前该强度下肥胖人群微血管反应性的变化研究较少，未来应围绕 FATmax 设计有氧运动方案，以获得最大化的运动干预效应。

三、运动改善肥胖人群微血管反应性的主要机制

（一）调节 NO、ET-1 的生成

NO、ET-1 作为体内强效的血管舒张和收缩因子，与微血管反应能力有着密切的关系。在肥胖人群中，eNOS 活性和表达受损，超氧阴离子、二甲基精氨酸和 ET-1 生成增加，eNOS 抑制剂不对称及交感神经激活等导致 NO 生成减少，诱发微血管内皮功能障碍。运动能调节肥胖人群 NO、ET-1 水平，改善血管内皮细胞功能，提高微血管舒张反应能力。研究发现，8 周有氧运动和/或膳食调整能显著减少高脂肪喂养动物的内脏脂肪，增加 eNOS 表达，减少微循环功能障碍。另外，还有研究指出耐力训练和高强度间歇训练均能增加肥胖青年男性 eNOS 含量和 eNOS 与还原型辅酶Ⅱ（NADPH）的比值（血管扩张能力的标志），高强度间歇性运动和长时间持续性训练均能显著提高肥胖年轻人骨骼肌微血管 eNOS 含量，降低微血管内皮还原型烟酰胺腺嘌呤二核苷酸磷酸氧化酶-2 含量。

微血管内皮功能障碍的发生与胰岛素抵抗也有着密切关系。胰岛素能刺激血管产生 NO，增加骨骼肌血流灌注量（25%～40%是由内源性 NO 所介导

血流量增加)，提高骨骼肌摄取葡萄糖的能力。正常生理条件下，内皮细胞中胰岛素可以激活 PI3 -激酶，使 eNOS 激活，促使 NO 生成和血管舒张，但胰岛素也可以激活细胞外信号调节激酶 1/2 (ERK1/2) 通路，导致 ET-1 生成增加并导致血管收缩。研究发现，健康的血管系统中胰岛素诱导的 eNOS 和环氧二十碳三烯酸有助于组织中葡萄糖的摄取，而肥胖人群血管内皮细胞中胰岛素介导的 PI3 通路被选择性地破坏，同时胰岛素介导的 ET-1 和类二十烷类等血管收缩剂的效应增强，导致 NO 生物效用降低，血流量减少，加剧胰岛素抵抗的发生。另外，肥胖 T2DM 患者骨骼肌 ET-1、peNOS/eNOS 水平的变化减弱了胰岛素刺激的腿部血流反应。此外，有研究表明微血管胰岛素信号障碍是青少年肥胖群体的早期病理特征，且先于微血管内皮功能障碍发生；同时，微循环系统和前额皮质胰岛素信号受损，并参与相关血管、神经功能紊乱的形成。综上所述，胰岛素抵抗使肥胖人群体内 NO 生成减少、ET-1 生成增加，降低血管舒张反应能力，导致骨骼肌血流灌注不足，减弱骨骼肌对葡萄糖的摄取能力。因此，改善胰岛素抵抗有助于提高血管反应性，增强血流量，提高骨骼肌对葡萄糖的摄取能力。运动是改善肥胖人群胰岛素抵抗的有效方式，并得到众多学者的证实。研究表明，有氧运动、抗阻运动、高强度间歇性运动均能改善肥胖人群胰岛素抵抗指数，增强胰岛素敏感性，改善血管内皮细胞功能。

(二) 促进 VEGF 的表达

VEGF 具有促进血管内皮细胞增殖、增加血管通透性、促进血管支持物的形成等作用，但肥胖人群 VEGF 表达异常，导致微循环功能障碍，且不同组织 VEGF 的变化特点不同。对肥胖人群而言，体重增加会导致脂肪组织扩张，代谢需求增大。为了满足机体代谢的需求，需要靠血管和淋巴管生成为组织提供更多的血流量，而血管生长过程依赖 VEGF 及其家族成员的表达。研究发现，超重和肥胖受试者脂肪组织中 VEGF、VEGF-C、VEGF-D、可溶性 VEGF 受体-2 (sVEGFR-2)、血管生成素-2 和内皮抑素均显著升高，且 BMI 与 VEGF-C、VEGF-D、sVEGFR-2、血管生成素-2 和内皮抑素浓度呈正相关。另外，还有研究发现肥胖受试者中血管生成因子、VEGF 和血管生成素、血管抑制素、内皮抑制素水平均显著升高，血管抑制素、内皮抑制素水平无显著改变。综上所述，肥胖人群脂肪组织 VEGF 表达增加，促进毛细血管增生，而毛细血管增生会进一步促进脂肪组织扩张，增大肥胖者癌症等慢性病的发生风险。

但肥胖人群肌肉组织 VEGF 表达能力减弱，导致微血管稀疏发生。研究发现，静止状态下肥胖者和正常体重者血清 VEGF、VEGF 受体 mRNA 表达无显著差异；快走 2 小时后低脂肪肌群和高脂肪肌群 VEGF、VEGFR-2 均显著升高（无组间差异），但肥胖者Ⅰ型和Ⅱ型肌纤维的毛细血管密度及毛细血管-肌纤维面积比降低。另外，胰岛素抵抗状态导致多个器官微血管密度明显降低。胰岛素能特异性通过胰岛素受体和激活磷脂酰肌醇 3 激酶/丝氨酸激酶（PI3K/Akt）通路调控 VEGF 基因表达，使心肌组织血管化，而胰岛素抵抗能选择性抑制该通路，使患者心肌 VEGF 表达能力下降和毛细血管密度降低。但也有研究得出，与低胰岛素抵抗的肥胖受试者相比，高胰岛素抵抗的肥胖受试者血管生成潜力和 VEGF 水平无显著变化，胰岛素抵抗可能与肥胖人群血管生成无关。运动能够提高肌肉的相对重量，促进内皮细胞增殖和毛细血管密度增加。抗阻运动能激活 VEGF、VEGF/VEGFR 信号通路，促进骨骼肌毛细血管密度增加，是发展肌肉耐力的有效运动方式；耐力训练对碱性成纤维细胞生长因子、VEGF/VEGFR 信号通路无影响，但耐力运动后毛细血管密度增加，说明耐力运动还存在其他途径诱导毛细血管密度的增加，其中耐力运动促进毛细血管密度增加可能与爱帕琳肽（Apelin）表达有关。研究发现，肥胖大鼠比目鱼肌毛细血管生成、Apelin 和血管紧张素Ⅱ1 型受体相关蛋白（APJ）mRNA 表达无显著改变，跑台运动能显著增加肥胖大鼠比目鱼肌毛细血管生成，其作用可能与运动诱导比目鱼肌 Apelin 表达相关。

运动促进 VEGF 的表达可能还与 miRNA-16 有关。研究发现，10 周游泳运动能减少肥胖大鼠 miRNA-16 表达，增加 VEGFR-2 蛋白表达，逆转肥胖动物心肌微血管稀疏。另外，运动与饮食控制相结合可有效改善肥胖青少年糖脂代谢，并提高反应性充血指数、血清 NO/ET-1 水平，降低 miRNA-126 水平，该研究认为运动通过降低 miRNA-126 表达提高微血管内皮功能。此外，还有研究发现，miRNA-126 水平下降和 PI3KR2 增加导致肥胖大鼠骨骼肌毛细血管稀疏，有氧运动能恢复 miRNA-126 水平和 VEGF 信号通路。综上所述，肥胖人群脂肪组织扩张导致脂肪中 VEGF 表达增加，使脂肪组织微血管增生，而肌肉组织 VEGF 表达增加降低，导致肌肉中微血管稀疏的发生，有氧运动能降低脂肪中的 VEGF 的表达，提高肌肉组织中 VEGF 表达，改善微循环功能。

（三）调节血脂代谢因子的分泌

血脂代谢因子异常是肥胖人群典型的病理特征。血液中循环游离脂肪酸升高能引起微循环功能障碍，且内脏释放的脂肪因子和炎症细胞因子加剧微循环障碍的发生，并减弱血管张力，促进微血管胰岛素抵抗，改变 NO、ET-1 等旁分泌因子的分泌，可影响血管结构和诱发血管周围炎症，这些变化将共同损害器官血流灌注及器官功能，导致神经体液因子的释放和清除障碍。研究发现，摄入饱和脂肪酸 3 小时后微血管反应性充血的血流量显著降低，饱和脂肪酸降低 HDL 的抗炎作用并损害了内皮细胞功能；相反，在摄入多不饱和脂肪酸后，HDL 的抗炎活性提高，对内皮细胞产生保护作用。运动能改善肥胖群体 HDL 的表达，提高 HDL 的抗炎作用，增强血管内皮细胞功能。还有研究发现，球状脂联联水平降低是导致组织血流灌注减少的重要原因之一，肥胖受试者血浆球状脂联素水平下降导致高胰岛素血症期间胰岛素抵抗、毛细血管灌注减少，其中高胰岛素血症时球状脂联素通过 AMPKα2 控制肌肉灌注，AMPKα2 决定肌肉中 NO 和 ET-1 活性的平衡，而运动能增加血清脂联素的表达，改善胰岛素抵抗，提高微循环血流灌注水平。还有研究发现，甘油三酯浓度的变化是影响心血管风险的机制，运动能通过降低甘油三酯水平提高肥胖人群微血管内皮依赖性和非内皮依赖性舒张功能。综上所述，运动能调节 HDL、球状脂联素、甘油三酯等代谢因子的表达，改善肥胖人群微循环功能。

（四）降低炎症反应水平

炎症反应与微血管内皮细胞功能障碍的发生有着密切的关系。炎症反应发生后，大量中性粒细胞黏附于内皮细胞，阻塞微血管；同时活化的血小板促进微血管内血栓形成，加重组织炎症，引起微循环功能障碍，同时炎症介质还导致微血管通透性增大，并破坏血管的基底膜，加重微循环功能障碍。运动干预能抑制炎症反应，改善微血管内皮细胞功能。研究发现，低强度与高强度的有氧训练均能改善肥胖青少年总白细胞和亚型白细胞计数、肿瘤坏死因子-α、白细胞介素-6、髓过氧化物酶、可溶性细胞间黏附分子-1和可溶性血管细胞黏附分子-1等炎性因子，改善血管内皮功能，且高强度有氧训练组干预效果更佳。还有研究发现，有氧运动能显著降低肥胖的T2DM患者基质金属蛋白酶-2、肿瘤坏死因子-α和单核细胞趋化蛋白-1等炎性因子的表达，改善内皮细胞功能。另外，还有研究发现，步行/跑步训练能显著提高代谢综合征患者HDL的抗炎症能力，使HDL中对氧磷酶-1活性增加，抑制肿瘤坏死因子-α诱导单核细胞与内皮细胞的黏附，激活eNOS，促使NO生成。此外，相关动物实验表明，饮食和运动干预通过减弱氧化应激和炎症反应改善肥胖大鼠大血管和微血管内皮细胞功能。综上所述，运动能降低肥胖人群炎症反应水平，对血管内皮细胞产生保护作用，进而改善微循环功能。

小结

静息及运动状态下，肥胖人群微血管反应性均明显下降，导致微循环血流灌注不足。单次及4周以上的有氧运动均能显著改善肥胖人群微血管反应性，提高微循环功能。与单一的抗阻运动相比，有氧联合抗阻运动对肥胖人群微血管反应性的干预效应更佳。另外，高强度间歇性运动对肥胖人群微循环功能也能产生有益效果，但相关研究较少，需要进一步研究明确。运动改善肥胖人群微血管反应性的主要机制是通过调节NO/ET-1水平，促进VEGF的表达，改善血脂代谢因子生成，降低炎症反应水平等，从而提高肥胖人群微血管反应性。

第五节 有氧运动对高血压患者微血管反应性的影响及可能机制

导言

高血压作为常见的慢性病，严重威胁人类生命健康。在高血压的发生与发展中，微血管反应性下降均发挥了重要作用。微血管反应性是在不同刺激下（如局部加热、血流阻断及离子注射等）MBP 的变化能力，是评价微血管舒张功能及血管弹性的重要指标。微血管是外周阻力的主要组成部分，约有 70%的外周阻力由微血管引起，因此微血管舒张能力下降及血管阻力升高是诱导高血压发生的重要原因。此外，随着高血压的进一步发展，微血管反应性进一步下降，以此形成恶性循环，导致病情进一步恶化。因此，提高高血压患者微血管反应性是促进患者病情改善或康复的重要路径。研究表明，运动疗法能通过多种机制提高高血压患者微血管反应性，发挥降血压作用。基于此，本研究通过文献综述法总结高血压患者微血管反应性的变化特点，并对运动对微血管反应性的干预效应及可能机制进行总结，为高血压患者运动干预研究提供理论支撑。

一、高血压患者微血管反应性的变化

（一）静息状态下高血压患者微血管反应性的变化

不管是轻度高血压患者还是中、高度高血压患者，微血管稀疏都已发生。研究表明，自发性高血压大鼠腓肠肌、视网膜及肠系膜微血管形态异常，血管密度及血管数量下降，且随着病程的延长，微循环障碍更加严重。Amaral 研究发现，高血压大鼠后肢血管阻力增加，薄筋膜和心肌毛细血管稀疏，薄筋膜小动脉壁腔比增大。另外，还有研究表明，高血压患者甲襞微循环形态积分、流态积分、襻周状态积分和总积分值均显著增加，舌下微血管密度显著下降。此外，肺动脉高压患者股四头肌微血管生成能力降低，导致运动能力下降。早期高血压患者也表现出微血管稀疏现象。研究表明，新诊断、未治疗的高血压患者肌肉微循环功能受损，表现为 SmO_2下降。SmO_2是反映肌肉需氧-供氧平衡及肌肉代谢的重要指标。微血管稀疏会使肌肉细胞供氧不足，导致 SmO_2下降，使肌肉工作能力下降，诱发躯体疲劳的产生。研究表明，SmO_2的变化与肌肉疲劳的发生具有一致性，可作为评价肌肉疲劳状况的有效指标。肌肉疲劳会导致患者运动能力下降，严重影响日常体力活动，导致体力活动不足；体力活动不足又会进一步加重高血压的发生，以此形成恶性循环。因此，建议在评价高血压患者微血管稀疏发生程度时，将 SmO_2作为重要评价指标之一。肌肉饱和度的近红外光谱技术不仅测试简单方便，而且能快速准确地反映出肌肉细胞的氧合能力，显示出了良好的应用前景。

微血管稀疏会导致血管反应性异常及血流灌注不足。研究发现，高血压患者局部皮肤组织加热（44℃）、乙酰胆碱、硝普钠和降钙素基因相关肽刺激下皮肤微血管反应性均减弱。还有研究表明，与没有高血压家族史的正常成年人相比，具有高血压家族史的正常成年人前臂微血管和大血管反应性均减弱，成年高血压患者内源性硫化氢产生减少的同时硫化氢依赖性微血管舒张能力下降。另外，自发性高血压大鼠肾脏、胰腺微血流灌注水平均显著降低，胰腺微血管自律运动节律紊乱，自律运动振幅和频率均显著降低。微循环血流灌注不足会导致患者产生的代谢废物不能及时排出体外而在体内堆积，诱发慢性疲劳及其他慢性病。笔者所在团队前期研究表明，微循环血流灌注不足是 T2DM、AD、癌症等慢性病发生的重要诱因。对于高血压患者，微循环血流灌注不足将会增大其他慢性病发生的风险，造成体内多种慢性病并存。

综上所述，高血压早期患者及发展中的高血压患者均已发生微血管稀疏，导致微血管反应性减弱，诱发血流灌注障碍。微循环血流障碍不仅会加重高血压病情的发展，而且会增大其他慢性病发生的风险，因此高血压患者应定期进行微循环功能检查，及时了解微循环功能的变化并采取干预措施。

（二）定量负荷运动状态下高血压患者微血管反应性的变化

对于高血压患者，微血管反应性下降不仅发生在静息状态下，而且在定量负荷运动状态下微血管反应性及血流灌注水平也明显降低。研究发现，微血管稀疏不仅导致高血压患者心血管反应性异常，还引起患者运动期间血液流变学异常。

Velasco 研究发现，与健康受试者相比，高血压患者在 12 次和 20 次手柄运动时手臂骨骼肌微血管血容量增幅下降。另外，还有研究表明，肺动脉高压患者骨骼肌毛细血管管径狭窄，导致在次最大运动强度的运动中骨骼肌脱氧 Mb-Hb 指数显著高于正常人，氧合指数和全身氧饱和度低于正常人，患者有氧能力和股四头肌力量下降。有氧能力水平是人体健康的基础，是衡量人体健康程度的最基本指标。2016 年，美国心脏协会将心肺耐力（有氧能力）作为人体第五大生命特征纳入健康管理与疾病治疗效果的评价。有氧能力下降会使高血压患者无法进行长时间的有氧运动，严重影响日常体力活动与体育运动。

还有研究表明，血压正常的受试者在递增负荷运动期间，流向大脑的血流量增加，但高血压患者脑部微血管稀疏使脑血流量的增加幅度减小，导致高血压患者休息和运动时大脑供氧不足。此外，还有研究表明，在无氧阈强度下持续运动时肌肉微循环氧气消耗动力学对内皮功能高度敏感，运动状态下微循环氧气消耗动力学可作为评价内皮功能障碍的指标。综上所述，高血压患者在定量运动负荷期间微循环功能表现出明显的异常，血管舒张反应性和血流灌注量下降。微循环血流灌注不足不仅使高血压患者运动期间供氧能力不足，导致运动能力下降，还增大细胞损伤风险。运动过程中，氧气供应不足会导致自由基大量产生，自由基会破坏组织细胞，使细胞发生损伤。同时，自由基还会与 NO 结合，导致 NO 降解，导致微血管舒张功能进一步下降。因此，建议高血压患者在进行体育运动时不仅要对血压的变化进行评估，而且要对微血管舒张反应能力进行评价，避免运动过程中因供氧不足导致组织细胞损伤及功能下降。

综上所述，高血压患者微循环功能的检查主要在患者静息状态下进行，但静息状态下微循环功能的变化可能缺乏敏感性，并不能准确反映出患者微循环功能病理性变化，尤其是微循环功能尚未明显变化的早期患者。因此，建议将静息状态和定量负荷下微循环功能的变化相结合共同用于高血压患者微循环功能障碍的评价，同时将 SmO_2 纳入重要的评价指标。

二、运动对高血压患者微血管反应性的干预效应及可能机制

目前，对于高血压患者微血管反应性的运动干预研究主要以有氧运动为主，且研究结果比较一致。研究发现，4 周中等强度耐力训练能增加高血压大鼠腓肠肌中ⅡA 型纤维，减少ⅡB 肌纤维，提高肌纤维毛细血管数量，增加内皮型 NOS 和 HIF-1α 的表达。另外，8 周跑步运动能增大高血压大鼠比目鱼肌的肌纤维横截面积和毛细血管密度，促进地塞米松诱导的高血压大鼠微血管的生成。还有研究发现，8 周游泳训练能逆转自发性高血压大鼠腓肠肌、比目鱼肌微血管稀疏的发生；9 周游泳运动能降低高血压大鼠脾脏小动脉壁厚度；10 周的游泳运动能促进高血压大鼠 VEGF 和 NOS 的表达，改善外周血管稀疏现象；10 周跑步训练能通过刺激血管生成来增强自发性高血压大鼠心肌毛细血管化。如前所述，微血管稀疏是诱导微血管反应性和血流灌注量下降的重要诱因，4～10 周的有氧运动能逆转微血管稀疏的发生，有助于提高微血管反应性和血流灌注水平，但相关研究均以病理性的高血压大鼠为研究对象，该运动周期能否提高高血压患者微循环功能尚不明确，缺乏临床证据支撑。

对于高血压患者微循环功能的运动干预，相关研究多以 12 周为干预周期。研究表明，12 周的有氧运动能降低高血压患者甲襞微循环形态积分、流态积分、襻周状态积分和总积分值。笔者所在团队的前期研究表明，12 周的太极拳运动能改善轻度高血压患者前臂皮肤微血管反应性，提高微循环血流灌注水平。还有研究表明，12 周中等强度的上坡步行运动能提高老年高血压患者下肢 1 秒最大跖屈后比目鱼肌微血管反应性充血能力，但增幅小于血压正常的老年人。笔者认为，相较于病理性的高血压大鼠，高血压患者微循环功能障碍的发生机制更为复杂，需要更长的运动周期才能引起高血压患者微循环功能的显著变化。但有研究得出，8 周中等强度有氧训练能改善 1 级青春

期高血压（超重）患者皮肤微血管反应性和脂联素水平，且这些变化先于血压下降，微血管反应性可作为判断高血压患者非药物治疗疗效的生物标志物。笔者认为，该研究能在8周的干预周期表现出显著的干预效果与患者的特点有关。该研究中，研究对象不仅患有高血压疾病，而且都是肥胖患者，8周的有氧运动通过降低体重改善了微循环功能。肥胖是诱发微循环功能障碍的重要因素，减肥能实现逆转微循环功能障碍的效果。综上所述，4~10周的有氧运动能逆转高血压大鼠微血管稀疏的发生，提高微血管反应性和血流灌注水平；但对于高血压患者，可能需要更长的干预周期（≥12周）才能显著改善微循环功能。

虽然运动干预能提高高血压患者微循环功能，但高强度的运动可能会加剧微循环功能障碍，不适于高血压患者微循环功能障碍的改善。如前所述，微循环功能障碍使高血压患者有氧运动能力下降，高强度的运动会造成患者缺氧，导致氧化应激增强，减少内源性NO的产生，进一步使微血管舒张功能下降。研究表明，高强度间歇性训练能增加高血压大鼠腓肠肌ⅡB肌纤维百分比，但毛细血管与纤维比降低，eNOS生成减少。还有研究表明，中等强度运动能通过降低高血压大鼠氧化应激水平改善微血管舒张功能，但高强度运动加剧氧化应激的发生，会导致血管功能紊乱。因此，高血压患者应将运动强度控制在有氧运动范围之内，避免因运动强度过大造成微血管舒张功能的进一步下降。此外，还有研究表明，6个月低强度抗阻运动（3个月低强度抗阻运动+1个月休息+3个月血流限制运动）显著提高91岁肌肉减少症的高血压患者甲襞微循环功能和前臂皮肤微血管反应性。但由于相关研究较少，抗阻运动能否提高高血压患者微血管反应性尚缺乏足够的研究证据支撑，未来应重点关注抗阻运动及有氧联合抗阻运动对高血压患者微循环功能的影响，丰富高血压患者微血管反应性的运动干预方式。

三、运动提高高血压患者微血管反应性的可能机制

（一）改善NO、AngⅡ、ET-1等血管舒缩因子的分泌，提高微血管舒张功能

NO、ET-1分泌异常是导致高血压患者微血管反应性下降的重要原因，且血管内NO释放不足还会进一步导致高血压患者血管生成不足和血管稀疏。研究表明，NOS生成减少、NO合成底物和收缩因子异常增高、炎症反应激活、氧化应激失衡等参与了高血压大鼠微循环功能障碍的形成。还有研究发现，由氧化应激产生的NO生物利用度下降是导致原发性高血压患者血管内皮细胞功能障碍的重要原因。另外，单剂量口服硝酸盐可诱导高血压患者静息、活动时血压的短时间降低、肌肉微循环功能急性改善，以及肌肉等长收缩时血压和外周阻力降低。此外，还有研究发现，肺动脉高压患者血清非对称二甲基精氨酸（内源性NO抑制剂）水平升高且与6分钟步行距离呈负相关，NO通路参与肺微循环障碍的发展。ET-1分泌增多也是导致高血压患者微循环功能障碍的重要原因。研究表明，服用BQ-123（ET受体拮抗剂）能增加静息状态下的血流量，同时增加最大强度运动时血管的充血能力。另外，ET-1在肺动脉高压患者血管异常收缩和肺微血管重塑中也起到重要作用。但有研究认为，ET-1增加通常与NO生物利用度降低和血管功能受损有关，但单纯ET-1的慢性升高可能不足以损害内皮依赖式舒张能力。因此，NO与ET-1水平的同步变化是引起高血压患者微血管舒张功能障碍重要原因。

大量研究证实，有氧运动能改善高血压患者NO与ET-1的水平，提高血管舒张功能。NO的分泌主要受血管流体剪切应力的影响，而流体剪切应力主要受血流速度和血流量的影响。运动使血液循环加快及血流量增加，增大血管流体剪切应力，而内皮细胞在流体剪切应力的刺激下促进eNOS催化底物形成内源性NO。研究表明，长期太极拳运动能提高原发性高血压患者NO水平，降低ET-1水平。还有研究表明，10周规律性快走结合体操运动能降低高血压患者ET-1含量，提高NO含量，降低ET-1/NO，改善高血压患者损伤的

血管内皮结构和功能。有研究表明，7周中等强度有氧运动训练能调节高血压患者NO与ET-1水平。此外，还有研究表明，跑步运动能降低高血压患者ET-1水平，健步走运动能显著改善中老年原发性高血压患者NOS活性、NO浓度。动物实验表明，有氧运动通过eNOS等蛋白的表达，提高高血压大鼠微血管舒张功能。综上所述，长期有氧运动能改善高血压患者NO和ET-1水平，提高微血管舒张功能，但相关研究多为间接证据链，缺乏NO、ET-1水平与微血管反应性同步研究的直接证据链。

此外，血管紧张素Ⅱ也参与高血压患者微血管舒张功能障碍的形成。血管紧张素Ⅱ是一种有效的血管收缩剂，急性输注血管紧张素Ⅱ可显著改变大鼠血流动力学和代谢稳态，引起胰岛素抵抗，减弱胰岛素介导的骨骼肌微血管舒张功能。另外，应用赖诺普利（血管紧张素转换酶抑制剂）能通过减少心肌体积，增强心肌毛细血管化。此外，血管紧张素转换酶抑制剂有助于抑制高血压氧化应激，改善血管内皮功能。综上所述，血管紧张素Ⅱ能通过胰岛素抵抗、减少心肌体积、氧化应激等途径参与微循环功能障碍的形成，而运动能降低心肌血管紧张素Ⅱ、降低ET-1水平和提高NO水平，从而改善高血压患者微循环功能。

（二）提高VEGF表达能力，促进毛细血管增生

VEGF是促使毛细血管增生的重要的因子。正常情况下，VEGF具有促进血管内皮细胞增殖、增加血管通透性、促进血管支持物的形成等作用，而高血压患者VEGF表达能力下降。研究发现，高血压大鼠主动脉内皮细胞较高的金属蛋白酶2活性引起VEGFR-2胞外域降解，同时破坏人血管内皮钙黏蛋白（VE-cadherin）和β-连环蛋白（β-catenin），使血管通透性增高，从而导致高血压状态下微血管管腔狭窄和闭塞。有氧运动通过增加VEGF、eNOS的表达及上调PI3K/Akt信号通路，改善幼年自发性高血压大鼠腓肠肌、比目鱼肌微细血管稀少的现象。景会锋研究发现，运动能促进VEGF的表达，并与其受体FLk-1 /KDR相结合，激活PI3K /Akt信号通路，使eNOS蛋白表达增加，引起骨骼肌中微血管新生。此外，还有研究表明，运动通过改善VEGF、

VEGFR-2 等蛋白的表达，防止骨骼肌微血管稀疏的发生。综上所述，运动能增加 VEGF 的表达，促进毛细血管增生，逆转微血管稀疏的发生。

（三）提高氧化应激与抗氧化系统功能，对内皮细胞产生保护作用

氧化应激是导致高血压病情发展的重要因素。研究表明，原发性高血压并伴有颈动脉粥样硬化的患者丙二醛水平增高、超氧化物歧化酶活性降低。另外，血清趋化素可通过调控氧化应激水平参与老年糖尿病合并高血压发病的病理过程。氧化应激水平增强会引起内皮细胞损伤，降低 eNOS 活性，减少内源性 NO 的生成，同时自由基还能与 NO 结合导致 NO 降解，引起内皮细胞舒张反应下降，而提高机体抗氧化能力能加快自由基的消除，降低机体氧化应激水平，对内皮细胞产生保护作用。有氧运动能减少 NADPH 氧化酶Ⅱ的表达，增加超氧化物歧化酶的表达，以及抑制高血压诱导的氧化应激水平、NO 生物利用度的下降，改善微血管舒张能力。

（四）提高自主神经抑制功能，调节血管张力

交感神经是调节血管张力的重要因素。交感自主神经激活及随后去甲肾上腺素的释放会导致血管收缩、血流阻力增加，从而导致血管舒张反应能力下降和血流量降低。研究发现，自主神经功能紊乱可能是原发性高血压患者心肌微循环损伤的发病机制之一。运动训练能改善交感神经的活动，以及调节心血管自主平衡，促进交感神经的抑制作用，提高微血管张力，降低血压。

小结

高血压患者微循环功能的检查主要在患者静息状态下进行，但静息状态下微循环功能的变化可能缺乏敏感性，并不能准确反映出患者微循环功能病理性变化，尤其是微循环功能尚未明显变化的早期患者。因此，建议将静息状态和定量负荷下微循环功能的变化相结合共同用于高血压患者微循环功能障碍的评价，同时将 SmO_2 纳入重要的评价指标。另外，4~10 周的有氧运动

能逆转高血压大鼠微血管稀疏的发生，提高微血管反应性和血流灌注水平；而对于高血压患者，可能需要更长的干预周期（≥12 周）才能显著改善微循环功能。但高强度运动会导致高血压患者微循环功能下降，因此高血压患者应将运动强度控制在有氧运动范围之内，避免因运动强度过大造成微血管舒张功能的进一步下降。此外，抗阻运动也能改善高血压患者微循环功能，但相关研究较少，缺乏足够的研究证据支撑，未来应重点关注抗阻运动及有氧联合抗阻运动对高血压患者微循环功能的影响，丰富高血压患者微血管反应性的运动干预方式。此外，NO、ET-1、AngⅡ等血管舒缩因子的改善，VEGF 表达能力的提高，氧化应激水平下降及自主神经功能改善等是有氧运动提高高血压患者微血管反应性的可能机制，但相关研究多为间接证据链，缺乏相关机制与微血管反应性同步变化研究，未来应加强相关机制与微血管反应性的同步研究。

本章小结

有氧运动能提高普通人群（中老年）、耐力性运动员微血管反应性，预防与减少慢性病的发生，提升运动表现。有氧运动能改善代谢性疾病、心血管疾病、癌症等患者微血管反应性，促进患者康复，但人体研究案例较少，未来应加强人体干预研究，提高研究成果的科学性和应用性。微血管流体剪切应力增大是有氧运动提高微血管反应性的主要生物学机制。此外，VEGF 生成增加、线粒体动力学改善、胰岛素水平与敏感性提高、促炎性细胞因子水平降低等在提高微血管反应性中也起到重要作用。

CHAPTER 03 | 第三章

低氧环境下有氧运动与微循环功能

导言

微循环作为机体物质与能量交换的唯一场所，与人体健康有密切的关系。一些疾病在发病的最初阶段微循环功能已明显异常，如在动脉粥样硬化、高血压发生的早期，微血管内皮功能障碍先于大血管内皮功能障碍发生。在一些疾病的康复（如糖尿病、心肌缺血等）过程中，微循环功能的改善也成为促进疾病康复的重要环节，因此提高微循环功能对疾病的康复有着重要意义。在竞技体育领域，微循环功能的改善是提高运动员运动表现的重要生物学基础，同时微循环功能的检测成了体能类运动员机能状态监控新的无创性指标。研究表明，有氧运动能逆转伴有微血管损伤的代谢性、心血管疾病患者微循环功能，促进患者康复及提高运动员微循环功能，增强运动表现。但随着低氧干预手段在健康促进、运动表现提升中的应用，有研究发现，低氧运动较常氧运动更有益于微循环功能的提高。目前，低氧（高原）训练已成为提高耐力性运动员运动表现的常用手段，其中微循环功能的提高是主要的非血液学机制。但在健康促进方面，低氧适应（单纯的低氧暴露）、低氧运动（低氧与运动组合，包括高住高练、低住高练、高住低练等）等低氧干预手段能否成为促进慢性病患者微循环功能改善的有效手段尚不明确。本章主要总结低氧适应、低氧运动对微血管反应性的影响及机制，为低氧干预下微循环功能的研究提供理论支撑。

第一节　低氧适应、低氧运动对健康人群微血管反应性的影响

导言

对于普通健康人群，提高微血管反应性有助于增强微循环功能，减少与微血管相关疾病的发生。低氧指的是低于空气中20.9%的氧气浓度的环境，有自然低氧环境和人工模拟低氧两种。低氧适应、低氧运动均能促进毛细血管增生，增加皮肤在不同状态下（如常温、局部加热刺激及全身冷应激等）MBP，促进心肺耐力及有氧水平的提高。

一、低氧适应、低氧运动对普通健康人群微血管反应性的影响

Edward研究得出，在高海拔暴露早期及持续暴露下大腿毛细血管密度都会增加，且返回平原后毛细血管密度仍会升高；Norina研究发现，生活在高海拔地区的母亲所生婴儿的微血管密度高于生活在海平面地区母亲所生婴儿；动物实验表明，高原鼢鼠微血管密度随氧浓度降低而增加，且*VEGF*165*b*基因是调节鼢鼠组织微血管密度适应低氧环境的重要机制之一。但长期低氧暴露也会对微血管带来不利影响，如肌纤维萎缩导致毛细血管长度减少、微血管支持结构退化等。Yuan研究得出，处于长期慢性低氧状态的小鼠肌肉减少，微血管周围NG2+壁细胞的丰度降低。此外，还有研究得出，较短时间（7天）的低氧暴露不能使皮肤MBP产生适应性增加，而21天的低氧暴露能增大视网膜微血管的直径。综上所述，普通健康人群通过低氧暴露手段提高身体机能应合理安排低氧暴露时间，避免不利因素的发生。

低氧运动（适当氧浓度环境）对微循环功能也有积极影响。Fryera研究发现，4周低氧训练（14%FiO_2，30分钟/天，4天/周）和常氧训练分别使健康人前臂屈肌Hb浓度和耗氧量（相对值）显著增加69%和58%，且低氧训

练下前臂屈肌 MBP 相对值显著增加，而常氧训练后无显著变化；停训 4 周后，两组血流量的绝对值和相对值下降速度相似，但低氧组耗氧量下降速度更快。动物实验表明，单纯的低氧暴露引起大鼠心肌细胞凋亡，且不能促进毛细血管增生，常氧运动也引起大鼠心肌细胞凋亡，但能促进毛细血管增生，而低氧运动不仅不会加重心肌细胞凋亡，而且能使毛细血管显著增生。而 Shatilo 研究得出，10 天间歇性低氧运动和低氧暴露（12% FiO_2，20～30 分钟）均能使健康老年男性（60～74 岁）血压心率降低，以及微血管反应性充血峰值提高，且 80%受试者对低氧的耐受性较好，但后者干预效果更好。对于不同研究结果差异，可能与受试者年龄、低氧浓度、运动方案有关。此外，还有研究认为，对于运动能力较差的老年人群，中度海拔高度或适度浓度的间歇性低氧训练可作为改善心肺功能、增强有氧能力和运动耐力的替代方法。

综上所述，低氧适应和低氧运动均能提高普通健康人群微血管反应性，但应根据个人体质的差异选择适当的干预方式。对于运动能力较好的青年人群，可通过低氧运动提高微循环功能，增强心肺耐力水平和有氧能力，但低氧环境下应避免进行高强度运动，将运动强度控制在有氧运动范围之内，减少微血管在高强度运动负荷下的急性损伤。对于运动能力较差的老年人群，间歇性低氧训练是一种较佳的选择。

二、低氧（高原）训练对耐力性运动员微血管反应性的影响

低氧环境下运动员面临着自然环境缺氧和运动缺氧双重刺激，身体机能的“改造程度”深于常氧运动，因此低氧训练成了耐力性运动员提升运动能力的常用强化手段。我国许多耐力性项目在重大比赛前都会通过一定时间的低氧训练来提高运动员的有氧能力，以求低氧训练后获得运动能力的提升。低氧训练对运动员身体能力的影响有血液学和非血液学两种机制，且两种机制均通过 HIF-1 介导。在非血液学方面，微血管反应性的提高是主要机制之一。李国政研究得出，6 周高原训练（海拔 2200m）期间男子赛艇运动员微

血管反应性较基线值下降，但在下高原后的第2周恢复到基线值水平，同时运动员专项有氧能力得到提高；朱天钧通过对亚高原训练（海拔1400 m）期间运动员微血管反应性的变化研究，得出运动员微血管反应性较基线值下降，但在下高原后1周恢复到基线值水平；笔者的前期研究也表明，高原训练（海拔2200 m）期间，尤其是初期赛艇运动员微血管反应性较基线值下降，下高原后的第2周回升到高于基线值水平，同时伴有运动员专项有氧能力的提高；孙婧通过对士兵高原训练（海拔3000 m）期间微血管反应性的变化研究，发现高原训练初期平原籍战士和高原籍战士MBP都明显降低，但平原籍战士降低幅度更大，并提出训练初期应逐步增加训练量，避免微循环障碍的发生。

此外，Meng研究得出，4周高原训练使赛艇运动员微血管反应性和$TcPO_2$升高、NO和VEGF浓度增加，并提出HIF是缺氧和运动过程中促使NO和VEGF表达的核心因子。但有研究发现，训练有素的运动员在海拔3196m的低气压缺氧条件下微循环灌注维持良好，未出现白细胞黏附增加的现象。不同研究结果的差异可能与运动员高原环境下运动强度、运动量的差异有关，当运动强度较小时运动员微血管反应性变化不大，但在大强度的运动负荷刺激下微血管反应性出现下降。提示：在自然缺氧和大强度运动负荷刺激下，高原训练对运动员微血管反应性的影响较为复杂，高原训练期间，尤其是初期运动员微血管反应性下降，但下高原后的1~2周回升到基线值及以上水平，并可能伴有专项有氧能力的提升。但目前相关研究主要以高原训练为研究手段，缺乏不同低氧训练模式下微血管反应性变化特点的比较，不同低氧训练模式下运动员微血管反应性的变化特点可能具有较大的差异，因此探究何种低氧训练模式最有益于运动员微血管反应性的变化是未来相关研究的重要方向，有利于从微循环功能角度来提高运动员低氧训练后的运动表现。

第二节　低氧适应、低氧运动对慢性病患者微血管反应性的影响及可能机制

导言

以血流灌注不足为特点的微循环障碍是糖尿病、高血压、肥胖、缺血性心脏病、AD 等疾病的重要发病机制和典型病症之一，因此提高微血管反应性、增加血流灌注水平对促进患者康复具有重要意义。低氧干预能通过提高慢性病患者微血管反应性，促进患者康复。

一、低氧适应、低氧运动慢性病患者微血管反应性的影响

（一）低氧适应、低氧运动对代谢性疾病患者微血管的影响

低氧干预对机体代谢具有良好的促进作用，因此低氧干预已成为促进肥胖、T2DM 等代谢疾病患者康复的有效手段。肥胖是可损害健康的异常或过量脂肪积累的慢性病。对于肥胖患者，脂肪组织扩张导致微血管密度降低，诱发脂肪细胞缺氧、炎症及营养物质输送障碍。改善脂肪组织微循环功能是预防肥胖相关并发症（如胰岛素抵抗、血脂异常和糖中毒等）发生的新途径。微循环功能的改善不仅能提高肥胖患者物质能量代谢水平，还能有效地改善氧气运输障碍。研究表明，有氧运动能通过提高微血管反应性达到较好的减肥作用。而低氧运动不仅能提高肥胖患者微血管反应性，起到减肥作用，而且较常氧运动（有氧）具有更佳的减重效果。此外，低氧运动还能提高肥胖患者有氧耐力水平、改善血脂代谢因子和抗氧化能力等。综上所述，低氧运动可作为肥胖患者减重、提高身体机能的有效手段，但在低氧环境下运动，患者心血管系统的负担、压力负荷及血压增加，加之患者体质下降，应注意避免不良风险的发生。

T2DM 是一种由多种病因引起，以慢性血糖升高，伴有脂代谢、蛋白代谢紊乱的代谢综合征。微循环功能障碍是 T2DM 慢性并发症的主要特征之一。

在 T2DM 发生与发展中，自由基的增加、炎症反应等引起微血管内皮细胞损伤，使内皮细胞 eNOS 活性降低，内源性 NO 生成减少及 NO 舒血管作用降低，同时自由基还能与 NO 结合使 NO 发生降解，导致微血管舒张功能下降及血流灌注不足，因此提高微血管舒张反应和血流灌注量有助于 T2DM 的治疗。目前，低氧运动对 T2DM 患者微循环功能的干预研究以动物模型为主。研究表明，低氧运动引起的血流代偿性增加及血流模式的改变使 T2DM 大鼠血管树结构产生适应性反应，改善组织灌注水平，提高葡萄糖利用能力。此外，还有研究表明，低氧运动能刺激 T2DM 小鼠肌肉中血管生成因子的表达，促进毛细血管增生，提高 MBP，但糖尿病微环境中抗血管生成因子水平的增加会阻碍或延迟相关血管生成因子的表达。综上所述，动物实验表明低氧运动能提高 T2DM 动物模型微循环功能，改善组织血流灌注水平，但低氧运动对 T2DM 患者微循环功能的人体研究案例较少，尚缺乏有力的临床研究证据。

虽然低氧运动对 T2DM 患者微循环功能的研究较少，但低氧运动对 T2DM 患者血脂代谢因子、抗氧化能力、抑制炎症的改善作用都能对微血管内皮细胞产生保护作用，提高微血管舒张功能。研究表明，低氧运动较常氧运动更能增加 T2DM 患者运动后的胰岛素敏感性，而胰岛素促使 eNOS 磷酸化产生 NO，促进血管舒张。此外，还有研究表明，HDL 对糖尿病患者血管内皮细胞具有多重保护作用，并能调节内皮细胞的代谢过程，促进毛细血管增生及伤口的愈合，利用 HDL 对内皮细胞的保护作用是促进糖尿病患者康复的有效手段。低氧运动促进 HDL 的表达已得到许多研究的证实，因此低氧运动对 HDL 的促进作用可能是提高糖尿病患者微循环功能、促进患者康复的有效途径。但由于相关研究的临床案例较少，利用 HDL 保护作用治疗糖尿病的最佳方法（如 HDL 的最佳含量）尚不明确，因此未来应进一步需要阐明作用过程的机制以确定最佳疗法。

综上所述，低氧运动能改善代谢性疾病患者微血管舒张反应能力，提高患者物质能量代谢水平，改善血脂代谢因子，因此低氧运动可作为治疗代谢性疾病患者的有效手段，但应注意患者是否患有高血压、心脏病等基础性疾病，以及对患者运动能力进行测评。

（二）低氧适应、低氧运动对心脑血管疾病（患者）微血管反应性的影响

微血管舒张功能下降，在心脑血管疾病的发生、发展中具有重要作用，且能作为心脑血管疾病早期诊断的指标。如在高血压的发生与发展中，微血管的舒张反应能力都起到重要作用。高血压是以体循环动脉压增高为主要表现的综合征，正常的微血管舒张功能对外周阻力和血压维持有着重要作用。当微血管密度及血管舒张能力下降时，外周阻力、脉搏波反射及脉冲波速度增大，导致血压升高及微循环血流灌注异常，且微循环血流灌注异常是高血压发生的早期标志。此外，随着高血压的进一步发展，微血管舒张反应能力进一步下降，加重高血压的进程，并形成恶性循环。因此，改善微血管舒张反应能力是促进高血压患者康复的非药物治疗目标。虽然低氧适应能改善高血压患者微循环功能，但由于潜在的运动风险限制，相关人体研究案例较少。研究表明，20 天的间歇性常压低氧干预（10%氧浓度，低氧 3 分钟+常氧 3 分钟，4～10 次/天）使高血压患者体内 NO 合成增加、阻力血管舒张功能改善，收缩压和舒张压降低，且降压效果在 3 个月后仍然存在。此外，还有研究表明，高血压患者经过 10%～14%氧浓度、每次缺氧 0.5～3 小时、持续 10～22 天低氧干预后，收缩压、舒张压均降低，心肌血流灌注水平改善，且间歇性低氧训练与抗高血压药有协同作用，能提高抗高血压药物疗效。综上所述，间歇性低氧干预能改善高血压患者微循环功能，但人体临床研究案例偏少，其能否作为促进高血压患者康复的非药物手段需要更多的临床研究证据。

脑缺血是指由于多种原因导致局部或多部位的供血不足性疾病。在脑缺血的发生中，脑部微循环功能障碍起到了重要作用，而低氧适应能改善脑部微循环功能，提高 MBP，改善脑部缺血的发生。研究发现，轻度缺氧适应能促进大鼠脑微血管内皮细胞释放 NO 扩散传导至脑星形胶质细胞，并通过 HIF-1α，启动脑星形胶质细胞的低氧代偿性保护反应。另外，还有研究发现，2～3 周的低氧适应诱导大鼠脑毛细血管新生及近星形胶质细胞的适应，并能稳定未成熟血管中的血脑屏障结构。此外，还有研究得出，随着高原海拔的升高，

脑血管出现不同程度的可逆性扩张，使脑部血流量增加。综上所述，低氧适应能促进脑血管内皮细胞释放 NO、增加 HIF-1α 和 VEGF 等提高脑部血流灌注量，对脑缺血损伤产生保护作用。低氧干预也能通过促进心肌微血管的增生提高心肌血流灌注量，改善心脏缺血的发生。研究发现，运动能促进毛细血管的增生，而单纯低氧暴露（相当于海拔 1500m 的低氧环境）不能引起类似变化，但低氧运动能使毛细血管生成丰富，且高住高练低练方式下心肌组织微血管密度最大；同时，VEGF 还能与心肌血管内皮细胞特异性受体结合，使小冠状动脉舒张，增加心肌血液灌注，减少缺血面积。但有研究得出，低氧运动和低氧适应（12%氧浓度）均能促进心肌血管的增生，但低氧运动效果更佳。不同研究结果的差异可能与低氧浓度有关，只有当氧浓度低于一定程度时才能诱导毛细血管增生。

综上所述，低氧干预能通过微血管增生和提高血流灌注量促进高血压、缺血性心脑疾病的康复，对不适于进行运动康复的心脑血管疾病患者，低氧适应是一种较佳的疗法，但相关研究多以动物模型为主，缺乏临床人体研究证据。

（三）低氧适应、低氧运动对 AD 患者微血管反应性的影响

AD 是一种起病隐袭的进行性发展的神经系统退行性疾病，具有明显的学习记忆功能进行性衰退的临床表现，严重影响患者的生活和生存质量，是老年人死亡和残疾的主要原因。目前，AD 的发病原因尚不明确，但脑微循环功能障碍在 AD 的发病中起到重要作用。研究发现，AD 患者双侧的对称性颞叶、顶叶呈血流量降低，且以颞叶最明显。研究进一步发现，中性粒细胞堵塞导致毛细血管血流减少是 AD 患者脑血流减少的细胞机制，当这种机制抑制后脑血流量迅速增加。此外，还有研究表明，T2DM 患者通过造成脑微循环功能障碍诱导 AD 的发生。因此，提高 AD 患者脑部微循环功能有助于疾病的治疗。研究表明，间歇性低氧训练（10%氧浓度）可改善脑和脑外微血管内皮功能障碍、脑血管网络稀疏和减少大脑皮质神经元丢失，改善患者记忆，减轻 AD 病理学改变。还有研究发现，3 周的间歇性低氧高氧训练（5 次/周，12%氧浓度/5 分钟+和 33%氧浓度/3 分钟）能改善 AD 前期患者血小板的黏

附，降低脑微循环障碍的风险，改善认知功能，减缓 AD 的发展，且内皮细胞 NO 的生成增加、VEGF 诱导毛细血管持续性增生是改善脑部血流灌注的主要机制。但有研究发现，持续的慢性低氧通过 AMPK 通路加重 AD 小鼠脑内自噬通路的障碍，进一步促进 AD 病程的进展。综上所述，低氧适应能促进 AD 患者脑部微血管增生，提高脑部血流灌注，促进患者康复。

（四）低氧适应、低氧运动对肿瘤疾病患者微血管反应性的影响

肿瘤是在各种致瘤因子的作用下，导致机体局部组织的细胞在基因水平上失去对其正常生长的调控，从而异常性增殖新生物。缺氧是肿瘤组织的主要特征之一，且肿瘤细胞能通过多种途径诱导缺氧的发生。肿瘤细胞的快速增殖及细胞体积增大，使原有血管氧气的扩散距离不能满足新生细胞的需要，形成慢性缺氧，而缺氧会增加自由基的产生，使微血管内皮细胞结构发生损伤，影响氧气的运输和交换。此外，虽然肿瘤组织也具有微血管系统，但不能像正常的组织形成结构和功能完备的微血管脉络系统，而是微血管密度和血流量明显降低，造成缺氧的进一步发生，因此微血管密度和血流量降低是导致肿瘤组织缺氧的重要原因之一，并能引起肿瘤细胞侵袭性表型增加，药物治疗效果减弱，产生不良预后。研究表明，有氧运动能增加肿瘤微血管的氧分压调节肿瘤的微环境，改善肿瘤组织缺氧现象，并减少侵袭性表型的肿瘤细胞及改善患者预后，提高癌症治疗效果。但低氧（运动）干预不利于癌症患者的康复。HIF-1α 作为介导细胞缺氧适应的最重要转录因子，HIF-1α 的高表达与多种肿瘤的预后不良有关。低氧能诱导 HIF-1α 表达，促进肿瘤细胞微血管异常生成，增强肿瘤细胞的侵入性与转移风险，导致直肠癌、骨癌、鼻咽癌、肝癌及乳腺癌等多种肿瘤的不良预后。此外，HIF-1α 的高表达可能是癌症（如乳腺癌）患者不良预后的独立生物标志物。综上所述，低氧干预不适于癌症患者的康复，低氧能诱导 HIF-1α 表达，促进肿瘤细胞微血管异常增生，增大癌细胞转移的风险，导致癌症患者的不良预后。

二、低氧适应、低氧运动提高微血管反应性的主要生物学机制

（一）低氧干预通过 HIF-1 促进毛细血管增生

低氧环境下微血管组织学（毛细血管增生）和血流动力学（血细胞浓度、血流速度）适应性变化是微血管反应性提高的重要机制。毛细血管增生是缺氧、代谢、血流动力学和机械应力多种因素的复杂过程，并由促血管生成信号和抗血管生成信号控制。低氧通过 HIF-1 促进 VEGF 表达是毛细血管增生的主要正向机制。VEGF 可直接刺激新生血管的形成，是目前已知的作用最强、特异性最高的血管生成诱导剂。毛细血管密度的增加可减少氧气弥散到细胞的距离，增强对细胞的供氧能力。VEGF 在特定组织中的缺失导致毛细血管密度显著降低，组织细胞凋亡。在低氧刺激下，HIF-1 促进 *VEGF* 基因转录（表达）使毛细血管生成增加，该途径可能是低氧干预提高微血管反应性主要的生物学机制。毛细血管增生使组织中的血流量增加，提高物质能量代谢水平，使组织（如心肌、骨骼肌等）得到充足的氧气及能量的供养，进而改善心肌缺血、提高代谢病（如糖尿病）患者葡萄糖的利用等。

（二）微血管流体剪切应力增大促进内源性 NO 生成与释放

NO 作为血管舒张因子，可介导血管产生内皮依赖式和非依赖式两种舒张形式，其中内皮依赖式舒张能力的提高是运动改善微血管反应性的主要生物学机制。运动中，血流量的增加使血管剪切应力增大，促进内皮细胞产生和释放内源性 NO，并提高血管平滑肌细胞对 NO 的敏感性。低氧刺激下，机体通过舒张阻力血管产生自我调节机制增加血流灌注量，使血管内皮剪切应力增大，因此低氧环境下较低强度的运动能促进 NO 的释放，提高血管内皮依赖式舒张能力。对慢性病患者，低氧环境下较低的运动强度便能达到较高浓度的 NO 生成，不仅达到了较好的干预效果，还有助于增加运动干预的可接受性和依从性。但运动与低氧的效应并非简单的叠加，其中的相互作用关系仍需进一步研究。此外，ET 是体内最强的血管收缩因子，其与 NO 浓度的平衡对

血管张力、血流量的维持有着重要意义。孟志军研究发现，4 周高原训练使赛艇运动员血液中 NO、eNOS 浓度、微血管反应性显著升高，但 ET 无显著变化。还有研究发现，随着海拔的升高，NO 含量逐渐升高，而 ET-1 含量却呈下降趋势。综上所述，低氧干预下 NO 合成增加、ET 含量的不变或降低对微血管反应性的提高也有着重要作用。

（三）低氧干预通过激活 PPAR 改善血脂代谢因子提高微血管反应性

血脂代谢因子对微血管舒张反应有着重要的影响作用，如 LDL 能直接损伤血管内皮细胞，导致内皮细胞脱落、炎症反应并抑制 NO 的释放，降低血管的舒张反应能力，而 HDL 对内皮细胞具有保护作用并能促进微血管增生，提高微血管舒张功能。PPAR 是核激素受体家族中的配体激活受体，能够控制许多细胞的代谢过程。PPAR 有 PPARα、PPARγ 和 PPARβ/δ 三种亚型，其中 PPARα、PPARβ/δ 的激活能增强脂肪酸的氧化，PPARγ 的激活能提高胰岛素的敏感性，增强葡萄糖代谢。研究发现，间歇性缺氧运动能通过激活 AMPK 促进 PPARα 核蛋白的表达，而 PPARα 以 CPT-1 为关键酶，使脂肪酸透过线粒体膜到达基质被 β 氧化代谢。另外，低氧训练能抑制肝脏 miR-27 和 miR-122 的表达，上调 PPARγ 和 PPARβ 表达，影响下游白细胞分化抗原 36（CD36）、脂肪甘油三酯脂酶（ATGL）、脂蛋白脂肪酶（LPL）、肉毒碱棕榈酰胺转移酶-1、乙酰辅酶 A 羧化酶的活性，促进胆固醇和脂肪酸的氧化，改善血脂代谢因子。徐建方研究也表明低氧训练能抑制 miR-27 表达，上调 PPARγ 的表达，促进下游靶基因重组人脂肪酸结合蛋白-1（FABP1）和转运蛋白（FATP4）的表达，抑制三磷酸腺苷结合盒转运体A1（ABCA1）的表达，加强脂肪代谢。此外，脂肪组织是 PPARγ 的作用靶点，而 PPARγ 活化能调控葡萄糖转运体-4 的表达促进脂肪组织对葡萄糖的摄取，增强胰岛素的敏感性，增加内皮细胞 eNOS 的表达，使内源性 NO 生成增加，提高血管舒张功能。综上所述，低氧训练能通过 AMPK 途径、抑制 miR-27 和 miR-122 的表达，促进 PPAR 的表达，而 PPAR 通过调控下游相关酶的活性、调控葡萄糖转运体-4 的表达等增强脂肪代谢及提高胰岛素的敏感性，对内皮细胞产生保护作用，促进内源性 NO 的生成，提高微血管舒张反应能力。

（四）低氧干预通过 AMPKα 磷酸化、上调 HIF-1α 表达等提高抗氧化能力对内皮细胞产生保护作用

机体氧化应激与抗氧化系统功能是影响微血管舒张反应的重要因素。氧化应激水平增强会引起内皮细胞损伤，降低 eNOS 活性，减少内源性 NO 的生成，同时自由基还能与 NO 结合导致 NO 降解，引起内皮细胞舒张反应下降，而提高机体抗氧化能力能加快自由基的消除，降低机体氧化应激水平，对内皮细胞产生保护作用。低氧运动能通过 AMPKα 磷酸化、上调 HIF-1α 因子的表达等途径加强自由基的清除，增强机体的抗氧化能力。研究表明，适度海拔低氧运动使小鼠骨骼肌 AMPKα 在 Thr172 位点磷酸化，促进抗氧化能力提高，加快自由基的清除。另外，还有研究表明 AMPK 激活可通过抑制活性氧（ROS）的产生，修复脑血管内皮细胞的损伤。低氧刺激还能通过 HIF-1α 因子调节谷胱甘肽过氧化物酶、血红素氧合酶-的表达，提高机体抗氧化能力。另外，还有研究得出低氧运动能促进 HIF-1α mRNA、Nrf2 的表达上调 HIF-1α 因子来提高机体抗氧化能力。综上所述，低氧干预能通过 AMPKα 磷酸化、上调 HIF-1α 表达等途径提高抗氧化能力，对内皮细胞产生保护作用，提高微血管舒张反应能力。

（五）低氧干预通过改善线粒体功能发挥对微血管内皮细胞的保护作用

线粒体功能异常能引起微血管内皮细胞发生损伤，降低血管舒张反应能力。研究发现，线粒体自噬抑制是脂多糖诱导的人肺微血管内皮细胞损伤的可能机制之一。另外，还有研究发现高脂饮食线粒体外膜转运蛋白 70 能诱导糖尿病心脏微血管内皮发生损伤。此外，还有研究发现线粒体 ATP 敏感性钾通道通过调控核因子 κB、趋化因子、抑癌基因 p53 mRNA 的表达影响缺氧复氧后大鼠心肌微血管内皮细胞的凋亡。线粒体功能的改变与微血管内皮细胞损伤的发生有着密切关系，而低氧干预能改善线粒体的质量和功能，对微血

管内皮细胞产生保护作用，提高血管舒张反应能力。研究发现，低氧运动能够通过上调线粒体自噬蛋白受体蛋白（Fundc1）、BNIP3、PINKI、Parkin 等因子表达提高线粒体的自噬功能。此外，还有研究得出低氧预处理能通过 HIF-1α 改善线粒体呼吸链复合体Ⅱ的损伤，发挥对人体脑微血管内皮细胞的保护作用。综上所述，低氧干预可能通过提高线粒体的质量和功能对微血管内皮细胞产生保护作用，提高血管舒张反应能力，但尚缺乏相关的直接研究证据。

三、提高微血管反应性的低氧干预处方建议

环境中的氧浓度是低氧干预处方首要考虑的因素。研究发现，高海拔低氧暴露对冠心病、充血性心力衰竭、动脉高压、肺循环异常、心律失常等疾病患者有不利影响，而中度海拔（1285~2650m）暴露可使高血压患者血压降低；有研究还得出海拔高度为 1900~2500m 的低氧运动减肥效果最佳。此外，还有研究提出 10%或更低的氧浓度可用于优秀运动员的训练，但心血管疾病患者应在不低于 12% FiO_2 的情况下进行，且在正式的干预前应进行标准的缺氧试验以衡量患者对低氧的反应与适应，以降低不良事件发生的风险。因此，建议慢性病患者的低氧干预浓度介于 10%~15%，其中心血管等疾病患者以低氧适应为主，无严重并发症代谢性疾病患者以低氧运动为主。对于心血管疾病患者低氧适应干预，建议干预周期不少于 10 天。对于代谢性疾病患者，可选择慢跑、自行车骑行、局部小肌肉群抗阻训练为运动内容，但应注意运动强度控制在有氧运动范围之内，减少微血管在高强度运动负荷下的急性损伤。随着患者身体机能的提高，可适当增加运动强度以获得新的干预效应，但仍要将运动强度控制在有氧范围之内。在运动频率上，建议每周运动 4 次左右。对于运动周期，应不少于 4 周。

但低氧干预效应并非永久性，而是可逆性。在竞技体育领域，运动员低氧干预的生理学效应一般可维持 3~4 周，且在干预结束后的 3 周左右达到最高效应，此时适宜运动员参加赛事，此后干预效应逐渐消退。对于慢性病患者，低氧干预效应在干预结束后也逐渐消退。Fryera 研究发现，低氧训练停训

4 周后受试者前臂屈肌 MBP 下降到与干预前相当的水平。此外，还有研究得出，低氧训练的健康效应维持时间较短，不能用于长期的目的。但也有研究得出，低氧的降血压作用在干预结束 3 个月后仍存在。不同学者研究结果的差异可能与低氧干预方案有关，低氧干预对机体的影响越深，干预效应可能维持越持久。因此对于慢性病患者，低氧干预效应具有可逆性，其效应可能维持在 1~3 个月，患者应根据自身情况建立合理的长期干预计划以获得长期干预效应。此外，低氧干预中心血管系统的负担及压力负荷增加、蛋白质的合成抑制、血细胞比容急剧造成慢性严重缺氧，以及全身缺氧所产生的微血管炎症、血压增高和血栓障碍、免疫抑制、睡眠障碍等不利因素应充分考虑，对患有心血管疾病的患者应充分考虑干预的安全性。

本章小结

低氧适应能提高普通健康人群和代谢性疾病、心血管疾病等患者的微循环功能，其中 10%~14%浓度的间歇性低氧暴露是老年人较佳的选择，但应根据个体的基础疾病、心血管功能、呼吸功能等确定最佳的个性化方案；心血管疾病低氧干预的人体临床研究案例较少，其能否作为促进心脑血管疾病患者微循环功能改善康复的非药物手段需要更多的临床研究证据；此外，低氧干预不适于癌症患者的康复，在癌症的治疗过程中微血管的增生增大了癌细胞转移的风险。低氧（高原）训练对耐力性运动员微血管反应性有着复杂的影响，运动员高原训练期间，尤其是初期微血管反应性下降，但下高原后的 1~2 周回升到基线值及以上水平，并可能伴有专项有氧能力的提升；未来应围绕不同低氧训练模式下微血管反应性的变化进行比较研究，以明确何种低氧训练模式最有益于运动员微血管反应性的变化。持续 2 周以上、氧浓度为 10%~14%的低氧运动可作为提高肥胖、糖尿病等代谢性疾病患者微血管反应性的非药物手段，未来应围绕低氧与运动的组合方式、低氧浓度、低氧暴露时间、干预周期、安全性等方面做进一步的细化研究，以提高低氧运动的干预效果和应用性；此外，低氧干预效应具有可逆性，其维持时间为 1~3 个月，患者应根据自身情况建立合理的长期干预计划以获得长期的干预效应。HIF-1所介导的 VEGF 促进毛细血管增生与内皮细胞 NO 生成增加是低氧提高微血管反应性的主要生物学机制（图 3）。

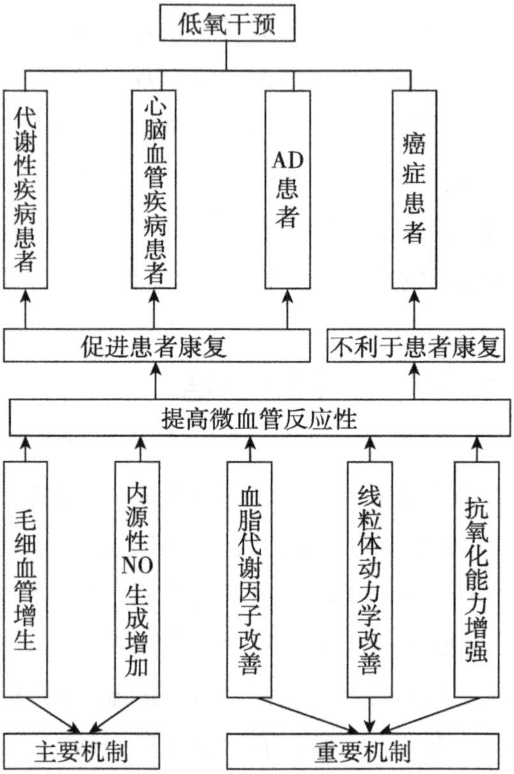

图 3　低氧干预对慢性病患者微血管反应性的作用及生理机制

低氧干预提高微血管反应性在竞技体育领域、运动健康促进领域都有着重要的应用价值，微血管反应性的提高对提升人体机能有着重要作用，低氧对微循环功能的干预效益或成为提高人体机能的重要途径，但相关研究成果，尤其是低氧运动对微血管反应性的人体研究仍很薄弱，导致相关研究的应用缺乏有力的证据，未来应加强低氧运动对人体微血管反应性影响的研究，提高研究成果的科学性和应用性。

CHAPTER 04 | 第四章

太极拳运动与中老年人微循环功能

导言

太极拳是世界级非物质文化遗产，是以中国传统儒、道哲学中的太极、阴阳辨证理念为核心思想，集颐养性情、强身健体、技击对抗等多种功能于一体，结合易学的阴阳五行之变化、中医经络学、古代的导引术和吐纳术形成的一种内外兼修、柔和、缓慢、轻灵、刚柔相济的传统拳术。太极拳属于有氧运动，练习过程中身体处于有氧供能状态，不产生乳酸等代谢产物，适用于中老年人及慢性病患者练习。此外，太极拳运动的动作结构较为缓和，运动过程中不易产生运动损伤或运动伤害。基于太极拳的有氧供能、安全性高等特点，其对中老年人的健康促进作用已被国内外许多学者研究证实，但相关研究中从微血管反应性角度进行深入研究的较少。本章主要通过太极拳运动对中老年人及高血压患者进行运动干预，探讨太极拳运动对鄂西南土家族中老年人微循环功能的健康促进作用，为太极拳运动健康促进作用的精准干预提供理论支撑和实践参考。本章内容主要分为长期太极拳运动与中老年人膝关节微循环功能（横向比较）、长期太极拳运动与中老年人膝关节微循环功能（纵向比较）、长期太极拳运动与中老年高血压患者微循环功能、长期太极拳运动与中老年 T2DM 患者微循环功能 4 部分。

第一节 长期太极拳运动与中老年人膝关节微循环功能(横向比较)

导言

微循环是机体物质与能量交换的唯一场所，其障碍的发生被称为百病之源。许多疾病在发病的最初阶段微循环系统功能已发生异常，而在疾病的康复过程中微循环功能是否恢复也成了疾病能否康复的重要评价指标。随着年龄的增加，机体机能发生明显退行性变化，导致微血管的舒张能力和血管反应性异常，诱发各种疾病，因此对微循环功能的检测与评价对预防疾病（如心脑血管疾病、糖尿病等）的发生有着重要意义。在微循环功能的评价中，不同刺激下 MBP 的变化（微血管的反应性）是最常用的指标，可准确地反映出微循环功能的变化。另外，$TcPO_2$可作为毛细血管透过表皮弥散出来的氧气含量，可以实时、持续地反映机体向组织的供氧能力。通过对微血管反应性和$TcPO_2$的综合诊断，能较好地了解微循环的功能状态。目前，国外已有不少学者对运动与微血管反应性进行了研究，但国内运动医学领域尚未发现对运动与微血管反应性关系的研究。国外学者研究表明，规律性的有氧运动可提高人体微血管的反应性，可减少由微血管病变所诱导的疾病的产生，但在干预的项目上使用中国传统项目太极拳对微血管反应性的研究较少。太极拳作为国内最具代表性的健身运动之一，其与健康的关系得到了广泛研究，但太极拳对微血管反应性的影响研究较少。此外，膝关节作为太极拳运动的主要损伤部位，其功能的变化对损伤部位的康复有重要作用，因此对太极拳与膝关节微循环功能的研究有重要意义。

使用第六代激光多普勒血流检测仪（PF6000）对系统练习太极拳年限超过两年的中老年人的微血管反应性、$TcPO_2$（毛细血管）进行研究，探讨长期太极拳运动对中老年人膝关节表面中心皮肤的微血

管反应性和 $TcPO_2$ 的影响。传统的微血管反应性测试多采用血流阻断法，但该方法患者依从性较差，且重复测量误差较大。第五代激光多普勒血流检测仪（PF5000）开发了加热探头，通过加热刺激评价微血管反应性，同时该仪器还配套了 $TcPO_2$ 和 $TcPCO_2$ 探头，可测定微血管中的氧气分压和二氧化碳分压。较其他评价方法，加热刺激不仅测试方便、患者的依从性好，且重复测量的误差较小。第六代激光多普勒血流检测仪（PF6000）在第五代的基础上开发了双通道探头，可以同时对两个部位进行测试，提高了测试效率，故本研究可为微循环功能的评价提供一种简单、科学的评价方法。此外，微循环障碍是引起多种慢性病的重要原因，而微循环功能的改善不仅能减少相关疾病的发生，而且能促进疾病的康复，本节对长期太极拳运动与微循环功能改善的关系进行研究，可为微循环功能的改善提供运动干预方法与建议。

一、研究对象的纳入与评价指标

研究对象的纳入：以湖北省恩施土家族苗族自治州城区居民为研究对象，年龄45~60周岁，身心健康，无影响微循环功能的疾病（史），如皮肤病、静脉曲张、糖尿病、高血压等，无膝关节损伤、疼痛，6个月内未服用扩血管作用的药物，并在了解本试验流程和目的后自愿加入者，其中运动组研究对象纳入标准为：①湖北省恩施土家族苗族自治州太极拳爱好者协会系统练习（每周至少练习3次，每次不少于90分钟）太极拳（杨氏、陈氏）超过2年的成员；研究人员也是该协会的成员，跟随协会成员练习太极拳超过2年，熟悉运动组受试者练习习惯与特点；②除太极拳平时无其他体育锻炼习惯。对照组研究对象纳入标准：①半年内无系统体育锻炼行为；②生活方式健康，无吸烟史及长期酗酒等。两组共纳入26名研究对象，男女比例为1∶1。研究对象基本情况如表16所示。

表 16 研究对象基本情况

组别	年龄 (y)	身高 (m)	体重 (kg)	BMI (kg/m^2)	收缩压 (mmHg)	舒张压 (mmHg)	训练年限 (y)
对照组	53.2±5.1	1.64±0.07	63.3±6.1	23.6±1.8	119±7	79±6	0
运动组	54.6±4.0	1.65±0.06	62.3±9.6	22.9±2.7	116±8	76±7	5.4±3.1

测试指标与方法：使用第六代激光多普勒血流检测仪（PF6000）对研究对象膝关节表面中心的皮肤进行检测，测试指标包括 AVBC、CMBC、MBP、$TcPO_2$。其中 AVBC、CMBC、MBP 先进行 5 分钟的基础值测试（基础值），然后将测试探头加热到 44℃并持续 10 分钟（加热后值），$TcPO_2$测试值为探头直接加热到 44℃。本研究中用（加热后值-基础值）/基础值×100 来表示微血管的反应性。$TcPO_2$测试值为局部肌肉加热到 44℃时，整个过程 15 分钟左右。当局部肌肉加热到 44℃时，微血管可达到最大舒张状态，微循环的血流达到峰值。具体测试步骤如下：受试者（晨起）提前 20 分钟进入运动生理学实验室进行休息，确保受试者身体状态在正式测试时保持相对稳定的安静状态，实验室温度控制在 25℃左右。然后，受试者按照标准的人体解剖学姿势平卧，用酒精将受试者膝盖擦拭干净，并剔除膝盖表面的毛发，然后将探头贴于测试部位，注意避免探头与测试部位过分挤压；血流探头首先进行 5 分钟的基础值测试，然后开启加热探头至 44℃并持续 10 分钟，整个测试过程 15 分钟左右（图 4，$TcPO_2$探头直接进行 15 分钟测试）。测试前 1 天不得饮用咖啡、酒，不进行运动干预。测试时让受试者平卧，进行适当的休息，待受试者身体机能相对稳定时再进行测试，避免身体机能对微血管反应性的影响。所有数据均采用 SPSS 21.0 统计软件和 Microsoft Excel 2003 软件进行统计学处理，结果以平均数±标准差表示，组间各指标的比较独立样本 t 检验。

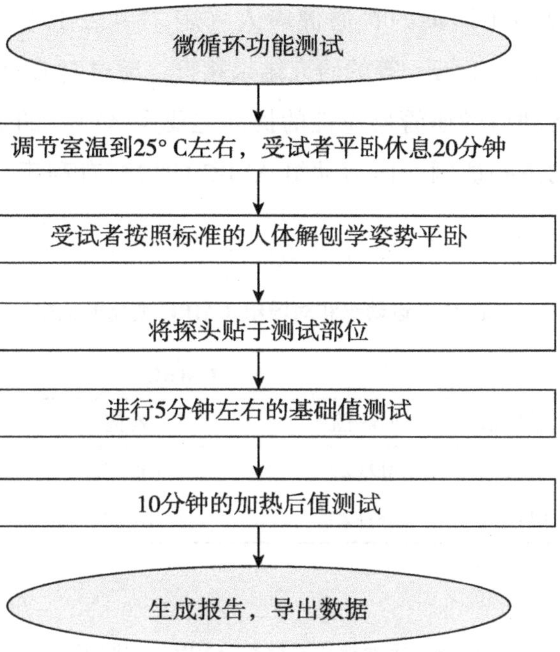

图 4　微循环指标的测试流程图

二、长期太极拳运动能提高中老年人膝关节微血管反应能力

随着年龄的增加，微血管内皮细胞中的 NOS 表达异常使 NO 合成、释放及活性降低、氧化应激和炎症反应增加、代谢紊乱与异常、内皮细胞依赖的缩血管物质和内皮细胞膜静息电位增加等使微血管舒张能力和反应性降低。当微血管反应性下降时（主要特征表现为微血管扩张功能障碍），易发生皮肤温度调节机制紊乱、外周伤口愈合能力下降，并诱发心脑血管疾病、溃疡、糖尿病、抑郁症甚至痉挛。研究表明，长期有氧运动可通过提高微血管的内皮依赖式舒张能力使微血管的反应性增强，但有关长期太极拳运动对微血管反应性干预效应的研究尚未发现相关成果的报道。太极拳属于中等强度的有氧运动，练习的过程中有蹲马步、身体旋转、身体下蹲、重心转移等动作。有研究认为，太极拳蹲马步（下蹲）的同时旋转可增大膝关节的承受力，导致膝关节损伤。在本研究中，运动组膝关节表面皮肤微血管反应性和血流灌

注量的储备明显高于同龄的普通健康人（表 17～表 19），这与 Hurley DM、Tang DH、Tew GA、Hodges 等的研究结果相符；通过对 CMBC、AVBC 子指标的分析，可知运动组微血管反应性的提高主要是 AVBC 的提高。血流不畅是心脑血管疾病的主要诱因，而运动组 AVBC 的提高有利于减少心脑血管疾病的发生。

表 17　运动组和对照组 CMBC 变化的比较

组别	CMBC			
	基础值	加热值	差值	增加率（%）
对照组	141±46	309±29	168±42	135±63*
运动组	124±37	306±20	181±28	169±72*

注：* $P<0.05$ vs 对照组。

表 18　运动组和对照组 AVBC 变化的比较

组别	AVBC			
	基础值	加热值	差值	增加率（%）
对照组	15±4	47±11	33±10	228±71
运动组	10±2	55±19	45±19	485±265*

注：* $P<0.05$ vs 对照组。

表 19　运动组和对照组 MBP（PU）变化的比较

组别	MBP（PU）			
	基础值	加热值	差值	增加率（%）
对照组	18±9	142±39	123±32	824±389
运动组	13±5	165±49	151±49*	1315±864*

注：* $P<0.05$ vs 对照组。

此外，运动组下肢关节无疼痛发生，分析原因有：①长期的太极拳运动提高了练习者的膝关节皮肤中 MBP，为膝关节提供了充足的血液和营养供应，弥补了运动对练习者膝关节的损伤，其中的生物学机制有微血管内皮依赖式舒张能力的提高、交感神经兴奋性的降低、微血管舒张传导能力的提高、抗氧化防御系统能力的提高、血浆体积的增加、心输出量的提高及体温调节机制的改善等，但主要的因素应归于微血管内皮依赖式舒张能力，但仍需进一步做深入的研究；②本研究运动组的练习年限多为 3 年以上，长期的练习使受试者形成了良好的运动姿势（运动规范），使身体的发力由腰胯带动大腿，随着大腿的转动带动膝关节和小腿、踝关节的同时转动，避免了对膝关节的直接损伤。

$TcPO_2$是通过与测定位点相连的电极反映从毛细血管透过表皮弥散出来的氧气含量，可以实时、持续地反映机体向组织的供氧能力，其大小取决于呼吸系统功能、血液运输氧气功能和循环系统功能。皮肤处于机体氧供系统的末端，所以机体输送氧气的任何环节出现损伤，都能立刻从 $TcPO_2$变化反映出来。笔者前期的研究表明，$TcPO_2$可以作为一种无创性指标反映微血管的供氧状态。在本研究中，运动组 $TcPO_2$明显大于同龄非运动人群，表明运动组微血管氧气运输和交换的能力（有氧能力）较好。微血管反应性和 $TcPO_2$的升高对改善循环系统功能、提高 VO_{2max}和心肺有氧能力，以及身体整体健康程度有着重要作用。2016 年美国心脏学会提出将心肺耐力列为第五大生命特征。心肺耐力作为衡量人体健康水平与身体能力的重要指标，是和肥胖、吸烟、饮酒、高血压、高血糖、高血脂等并列的独立因素，且比这些因素更有力地预测死亡风险，因此微循环功能的改善对预防心脑血管疾病、糖尿病等慢性病的发生有着重要作用。

小结

综上所述，长期系统的太极拳运动可提高中老年人膝关节皮肤微血管的反应性和 $TcPO_2$，为膝关节表面皮肤提供更多的氧气和影响物质，提高膝关节功能，减少损伤的发生，而 $TcPO_2$的增加提高了身体氧气的运输和交换能力，对身体整体健康水平的提升有着重要作用。

第二节　长期太极拳运动与中老年人膝关节微循环功能(纵向比较)

导言

微循环作为机体物质能量交换的唯一场所，与人体健康有着密切的关系。微血管病变不仅导致高血压、糖尿病、冠心病等慢性病的发生，还在疾病的康复治疗过程中起到重要作用。随着年龄的增加，身体机能发生明显的退行性变化，导致微血管的舒张能力和血管反应性异常，诱发各种疾病，因此对微循环功能的检测与评价对预防疾病（如心脑血管疾病、糖尿病等）的发生有着重要意义。但我国前期运动医学领域主要以显微镜观察甲襞微循环形态结构为主，而对微循环功能评价不足，尤其缺乏不同刺激下微循环功能储备能力的评价。局部刺激下 MBP 的变化是评价微血管反应性的广泛使用的模型，尤其是局部皮肤加热被视为重复性最好、测试最方便及依从性最好的方法，该方法已成为国外学者相关研究评价微循环功能必不可少的手段。此外，$TcPCO_2$ 作为毛细血管透过表皮弥散出来的氧气含量，可以实时、持续地反映机体向组织的供氧能力，对评价微循环功能有着重要价值。第五代激光多普勒血流检测仪（PF5000）开发了加热探头，通过加热刺激评价微血管反应性，同时该仪器还配套了 $TcPO_2$ 和 $TcPCO_2$ 探头，可测定微血管中的氧气分压和二氧化碳分压。将微血管反应性与 $TcPO_2$ 两者结合共同应用于微循环功能的评价具有较强的临床使用价值，该仪器已普遍应用于相关患者微循环功能的评价，但在国内运动医学领域（大众体育）尚未发现应用该研究方法评价微循环功能。

使用第六代双通道激光多普勒血流检测仪（PF6000）监测 16 周太极拳运动对中老年人膝关节微血管反应性及 $TcPO_2$ 的影响，探讨太极拳运动对中老年人膝关节微循环功能的影响。第六代激光多普勒血流检测仪（PF6000）在第五代的基础上开发了双通道探头，可以同时对两个部位进行测试，提高了测试效率，所以本节研究内容一方面为中老年人微循环功能的改善提供运动处方建议，另一方面为国内运动医学领域微循环功能的评价提供一种简单、科学的评价方法参考。

一、太极拳运动处方

以湖北省恩施土家族苗族自治州城区居民为研究对象，纳入标准为：年龄45~65周岁，身心健康，无影响微循环功能的疾病（史），如皮肤病、静脉曲张、糖尿病、高血压等，无膝关节损伤、疼痛，6个月内未服用扩血管作用的药物；了解本试验流程和目的后自愿加入；半年内无系统体育锻炼行为，且生活方式健康，无吸烟史及长期酗酒等。经过招募，共38名受试者最终符合招募标准，其中女性24名，男性14名。将受试者分为对照组和运动组，其中对照组18名，运动组20名，各组男女性别比例一致。两组研究对象基本情况如表20所示。

表20　研究对象基本情况

组别	人数 (*n*)	年龄 (*y*)	身高 (m)	体重 (kg)	BMI (kg/m^2)	收缩压 (mmHg)	舒张压 (mmHg)
运动组	20	56.4±6.0	1.66±0.06	63.7±7.2	23.1±3.3	122±8	79±7
对照组	18	57.1±5.5	1.65±0.07	65.1±5.9	24.0±4.1	120±7	80±6

运动组进行为期16周的24式简化太极拳运动干预。在正式的运动干预前进行2周的教学（运动适应期），教学阶段由湖北省恩施土家族苗族自治州太极拳爱好者协会具有5年以上的太极拳练习经历的师傅进行授课。太极拳练习中要求练习者始终处于半蹲位状态，膝关节韧带松弛，膝关节稳定性下降，且此时膝关节承受的重量高于直立状态，局部负荷过重引起反复膝关节微细结构的损伤的积累导致慢性损伤。为了最大程度减轻太极拳练习过程中对膝关节的损伤，在教学阶段特别注意动作的规范性，如练习过程中要求膝尖对准脚尖，方向一致，膝尖不能超过脚尖、运动前进行充分的准备活动、

适当地加强下肢力量的练习及在运动过程中膝关节佩带辅助的保护器具等。16 周的运动干预共分为两个阶段，其中 1~6 周为第一阶段，每周运动 3 次（周一、周三、周五），7~16 周为第二阶段，每周运动 5 次（周一至周五）。两个阶段运动强度相同，均为 5 分钟练习一套动作，每次练习 10 套左右，运动强度约为（220-年龄）×（55%~65%），每次练习结束后通过桡动脉测量心率。运动时间段为早晨 6:30—8:00。两个阶段具体处方如表 21 所示。

表 21　运动组两个阶段的运动处方

阶段	主要运动内容	运动强度	运动频率	时间段	注意事项
第一阶段（1~6 周）	24 式简化太极拳	（220-年龄）×（55%~65%）	3 次/周	早晨 6:30—8:00	动作规范、充分准备活动等
第二阶段（7~16 周）	24 式简化太极拳	（220-年龄）×（55%~65%）	5 次/周	早晨 6:30—8:00	动作规范、充分准备活动等

对照组维持原来的生活方式不变，试验期间不做任何系统性的体育锻炼，不服用影响血管功能的药物，研究人员每周走访 1 次。每次运动对受试者运动的情况进行记录，将最终运动量不少于计划的 80%的受试者最终纳入数据分析。两组受试者分别于 2 周教学开始前（基线值）、第 6 周和第 16 周结束后进行微血管反应性测试。使用第六代激光多普勒血流检测仪（PF6000）对受试者微循环功能进行测试，测试指标和方法同第一节。所有数据均采用 SPSS 21.0 统计软件和 Microsoft Excel 2003 软件进行统计学处理，结果以平均数±标准差表示，干预过程中各周次的比较采用 2×2 重复测量方差分析。

二、太极拳运动能提高膝关节皮肤微血管反应性

微循环障碍不仅在心脑血管疾病、代谢性疾病、癌症等疾病的发生与发展中有重要作用，还是临床上心血管死亡的有价值的预测指标，可作为心脑血管疾病早期诊断的指标。随着衰老的发生，血管内皮细胞 NO 合成异常、代

谢因子紊乱等诱发微循环障碍，增大慢性病的发生概率，因此改善中老年人微循环功能有助于减少慢性病的发生。本研究运动组受试者经过 16 周系统的 24 式太极拳运动干预后，膝关节皮肤微血管反应性和 $TcPO_2$ 显著升高（表 22~表 24），表明长期太极拳运动有助于微循环功能的改善，这与 Hurley、Hodges 等学者的研究结论一致。

表 22　两组受试者不同周次 MBP（PU）的变化

周次	运动组				对照组			
	基础值	加热后值	差值	增加率（%）	基础值	加热后值	差值	增加率（%）
基线值	15±4	124±17	109±16*	777±233*	17±4	133±17	116±15*	720±193*
6 周	14±2	136±12	122±10	876±190*	16±4	130±13	115±11*	775±204*
16 周	12±2	145±10	133±11	1108±273	15±2	127±11	112±12*	785±187*

注：* $P<0.05$ vs 运动组第 16 周相应指标。

表 23　两组受试者不同周次 CMBC 的变化

周次	运动组				对照组			
	基础值	加热后值	差值	增加率（%）	基础值	加热后值	差值	增加率（%）
基线值	127±24	309±29	183±37	135±63	132±18	305±24	173±36	140±56
6 周	119±16	304±19	186±34	161±43	140±11	312±21	173±20	127±20
16 周	114±18	291±27	183±25	166±40	132±14	308±22	177±19	132±21

表 24　两组受试者不同周次 AVBC 的变化

周次	运动组				对照组			
	基础值	加热后值	差值	增加率（%）	基础值	加热后值	差值	增加率（%）
基线值	12±2	40±5	28±4*	252±72*	13±3	44±8	31±8*	262±135*
6 周	12±2	45±5	33±6	291±91*	11±3	42±6	31±4*	290±91*
16 周	11±3	49±5	38±5	365±80	11±2	41±5	30±5*	278±89*

注：* $P<0.05$ vs 运动组第 16 周相应指标。

Hurley研究得出，12周有氧运动（70%HRR，40分钟/天，4天/周）可显著改善老年人腿部的微循环功能；Hodges研究得出，24~36周有氧运动可将绝经后妇女微血管反应性提升到年轻女性水平。但Lantinga的meta（5个RCT，2个CT）分析指出，有氧运动能提高皮肤微血管的反应性，但差异不具有统计学意义。该研究指出，相关研究的样本量较少，缺乏足够的数据证明运动对微血管的反应性影响具有临床意义。笔者认为，有氧运动能否提高微血管反应性与微血管反应性的评价方法有关。局部组织加热、血流阻断（反应性充血）、乙酰胆碱和硝普钠等药物注射是目前评价微血管反应性的常用方法，但不同刺激下微血管反应性的变化机制不同。无论在加热刺激的初期还是血流峰值维持过程中，内源性NO都起到了重要作用，但在反应性充血过程中NO的作用可能较小，而其他内皮舒张因子（如前列腺素）、代谢性血管扩张剂起主要作用。内皮型NO生成增加是有氧运动提高微血管反应性的主要生物学机制，但在反应性充血过程中内皮型NO的作用较小，所以有氧运动对血流阻断法下微血管反应的影响小于局部组织加热法，导致有氧运动对微血管反应性（血流阻断法）的干预效应可能并不显著。

在练习太极拳的过程中，练习者始终处于半蹲位状态，膝关节韧带松弛，膝关节稳定性下降，且此时膝关节承受的重量高于直立状态，局部负荷过重引起反复膝关节微细结构的损伤的积累导致慢性损伤，所以膝关节损伤是太极拳练习者普遍存在的问题。由于关节表面血管较少，不能向关节内部提供充足的营养物质及氧气，导致损伤后不易康复，所以膝关节微循环功能改善对太极拳练习人群有着重要作用。本研究中，运动组受试者膝关节皮肤微血管反应性在16周后显著提高，表明微血管舒张功能增强，能为练习者膝关节提供更多的血流量，满足膝关节营养物质的供应，代谢废物的及时转运，减少了膝关节炎症等不良反应的发生。激光多普勒血流检测仪的测试原理是基于激光对移动血细胞的扫射，并将反射的信号进行记录转化，最终测量MBP=CMBC×AVBC/100，因此血流速度和血流浓度是决定血流灌注水平的两个因素。从测试的数据来看，血流速度的提高是导致本研究运动组微血管反应性提高的主要原因，所以长期太极拳运动有助于微血管血流速度的提高。

三、太极拳运动能提高膝关节 $TcPO_2$

运动组膝关节 $TcPO_2$ 在 16 周干预后也显著升高（表 25）。$TcPO_2$ 是毛细血管透过皮肤弥散出来的氧气含量，能够准确地反映出微血管的供氧状态。$TcPO_2$ 升高表明受试者微血管的氧气运输和交换功能得到改善，这对于提高受试者有氧能力和心肺耐力有重要作用。

表 25　两组受试者不同周次 $TcPO_2$（mmHg）的变化

周次	运动组	对照组
基线值	50±7*	52±6*
6 周	55±9	51±8*
16 周	64±6	53±6*

注：*$P<0.05$ vs 运动组第 16 周值。

2016 年美国心脏学会提出将心肺耐力列为第五大生命特征。心肺耐力作为衡量人体健康水平与身体能力的重要指标，是和肥胖、吸烟、饮酒、高血压、高血糖、高血脂等并列的独立因素，且比这些因素更有力地预测死亡风险，因此 $TcPO_2$ 的升高对预防心脑血管疾病、糖尿病等慢性病的发生有着重要作用。但本研究第 6 周干预结束后受试者膝关节微循环功能未出现明显改善，表明运动干预效应不足，可能是由于运动周期和运动频率较少，导致运动量尚未达到显著提高微循环功能的阈值。提示：引起微循环功能显著改善的 24 式简化太极拳运动量阈值应在 6 周以上，且运动频率在 3 次/周以上。对于有氧运动改善微循环功能的生物学机制尚不明确，多数研究认为微血管内皮依赖式舒张能力的提高是主要的机制，但也有研究发现血脂代谢因子的改善、抗氧化防御系统能力的提高、血浆体积的增加、心输出量的提高及体温调节机制的改善等也具有重要作用，因此仍需做进一步深入的研究。

小结

16周规范性24式太极拳运动干预（3次/周）不能显著改善中老年人膝关节微循环功能，而16周干预能显著改善中老年人膝关节微循环功能，其中微血管血流速度和$TcPO_2$的提高是微循环功能改善的主要特征，建议改善微循环功能的24式简化太极拳干预至少在6周以上（3次/周以上）。

第三节　长期太极拳运动与中老年高血压患者微循环功能

导言

高血压作为全球性共同卫生问题，已成为威胁成人健康的重要杀手。在高血压的发生与发展中，微血管内皮细胞结构与功能障碍起到重要作用。微血管作为外周血管阻力的重要组成部分，其结构稀疏（密度降低）、血管反应性下降导致外周阻力明显升高，诱发高血压的产生并损伤脏器功能。此外，在高血压发生早期微血管内皮功能已明显异常，且先于大血管（大动脉和大静脉的合称）发生内皮功能障碍。因此微循环内皮细胞功能的改善有助于降低血压。药物作为治疗高血压的最常用手段，虽然能在一定程度上控制血压，但也会带来许多副作用，如造成肝肾慢性损伤。研究发现，有氧运动干预是改善血压的有效方式，但从微循环功能角度揭示运动降血压效应的研究较少。此外，在运动改善高血压患者微循环功能的机制中，内源性NO所介导的内皮细胞依赖式舒张能力的提高可能是关键机制，但相关的人体研究案例较少。微血管反应性是评价微血管内皮细胞功能的常用方法，指局部组织加热、血流阻断、药物注射（乙酰胆碱、硝普钠）等刺激下MBP的变化，该方法已成为评价病理状态下微循环功能变化的重要手段。本节使用第六代激光多普勒血流检测仪（PF6000）评价12周太极拳运动对中老年人轻度高血压患者微血管反应性的影响，并从NO含量、NOS活性的变化探讨太极拳运动改善微循环功能的机制。

一、太极拳运动处方

研究对象的纳入：以湖北省恩施土家族苗族自治州城区居民为研究对象，纳入标准为：年龄45~65周岁，习惯于久坐（每周少于1小时的体力活动），且未有太极拳练习史。成年人血压的正常范围为收缩压90~140mmHg，舒张压60~90mmHg。为了保证运动干预过程中受试者的安全及避免已服用降血压药物的干扰，本研究受试者的血压纳入范围为原发性高血压1级，即收缩压在140~159mmHg或舒张压在90~99mmHg，且经诊断具有高血压症状；在过去6个月内没有参与系统体育活动；未开始服用降血压药物，且无糖尿病、冠心病等慢性疾病；了解本试验流程和目的后自愿加入。纳入标准制定后，依托湖北省恩施土家族苗族自治州太极拳爱好者协会恩施州风雨桥广场、机场路部分社区等位置设点，发放传单进行招募。经过招募与筛选，共30名受试者最终符合试验标准（主要为单位退休职工、个体商户等），其中男性12名，女性18名。将受试者按照同质性分为运动组和对照组，每组各15名，各组男女比例一致。两组受试者学历、职业等信息经卡方检验后差异无统计学意义（$P>0.05$）。两组研究对象的年龄、身高、体重、BMI、收缩压、舒张压等基本信息如表26所示。

表26 研究对象基本情况

组别	年龄(y)	身高(m)	体重(kg)	BMI(kg/m^2)	收缩压(mmHg)	舒张压(mmHg)
对照组	53±8	1.66±0.1	68±6	25±2	146±11	94±8
运动组	54±6	1.65±0.1	70±8	26±3	148±10	95±7

运动组进行为期12周的太极拳运动干预，主要以24式太极拳为主，并穿插少量的32式和48式太极拳练习。在正式的运动干预前进行2周的教学，教学阶段由湖北省恩施土家族苗族自治州太极拳爱好者协会具有5年以上的

太极拳练习经历的两位教师进行授课。太极拳练习中要求练习者始终处于半蹲位状态，膝关节韧带松弛，膝关节稳定性下降，且此时膝关节承受的重量高于直立状态，局部负荷过重引起反复膝关节微细结构的损伤的积累导致慢性损伤。为了最大程度上减少太极拳练习过程中对膝关节的损伤，在教学阶段特别注意动作的规范性，如练习过程中要求膝尖对准脚尖，方向一致，膝尖不能超过脚尖、运动前进行充分的准备活动、适当加强下肢力量的练习及在运动过程中膝关节佩带辅助的保护器具等。

太极拳运动方案：12 周的运动干预共分为两个阶段，其中 1~6 周为第一阶段，每周运动 3 次（周一、周三、周五），7~12 周为第二阶段，每周运动 5 次（周一至周五）。两个阶段运动强度相同，均为 5 分钟练习一套动作，每次练习 10 套左右，运动强度约为（220-年龄）×（55%~65%），每次练习结束后对部分练习者通过桡动脉测量心率。练习地点为市区的文化广场，如遇到下雨天气则到州民族体育馆进行练习。每次运动结束后对受试者运动的情况进行记录，将最终运动量不少于计划的 80% 的受试者最终纳入数据分析。两组受试者在干预期间饮食结构相似，且对照组试验期间不做任何系统性的体育锻炼，不服用影响血管功能的药物，研究人员每 1~2 周走访 1 次。两组受试者分别于 2 周教学开始前（基线值）、第 6 周和第 12 周结束后进行微血管反应性测试。

微循环测试指标与方法同第三章。收缩压和舒张压测试使用 EW3103（白）臂式电子血压计（右侧上臂）。血清 NO 含量和 NOS 活性［TNOS、cNOS、诱导型 NOS（iNOS）］测试采用静脉抽血（晨起空腹），离心（3000 转/分钟，离心 4 分钟），取上层血清，其中 NO 含量测试采用硝酸还原酶法、NOS 活性测试采用分光光度计法。上述指标分别于运动干预前、6 周运动干预结束后和 12 周运动干预结束后各测试 1 次，共计 3 次，所有指标的采取均为晨起空腹状态下的同一时间段（图 5）。所有数据均采用 SPSS 19.0 统计软件进行统计学处理，结果以平均数±标准差表示，组内比较采用配对样本 t 检验，组间比较独立样本 t 检验，显著性差异水平为 $P<0.05$。

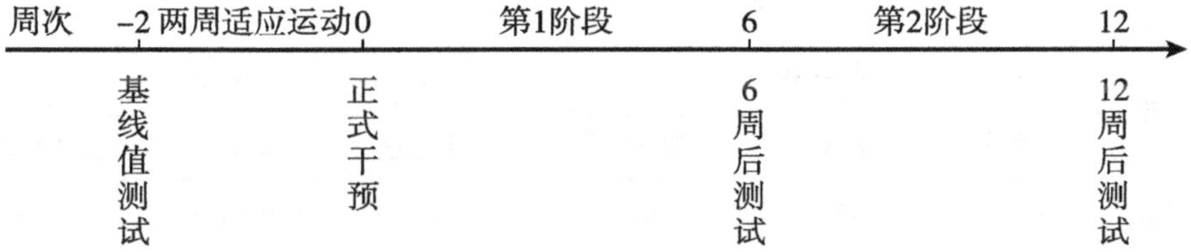

图 5　本研究的测试时序图

二、太极拳运动能提高中老年高血压患者微血管反应性

微循环作为机体物质能量交换的唯一场所，直接决定细胞的营养供给和代谢废物的运出，因此微循环功能对人体健康有着重要影响。研究发现，在高血压的发生与发展中，微循环障碍都起到重要作用。微循环功能的正常对外周阻力和血压维持有着重要作用。当毛细血管密度及血管舒张能力下降时，外周阻力、脉搏波反射及脉冲波速度增大，导致血压升高及微循环血流灌注异常，且微循环血流灌注异常是高血压发生的早期标志。此外，随着高血压的进一步发展，毛细血管密度及弹性进一步下降，形成恶性循环，因此改善微循环功能有利于高血压患者的康复。有氧运动能够起到良好的降血压作用，但从微循环角度探讨有氧运动对血压影响的研究多以动物实验为主，而人体研究案例较少。相关动物实验表明，有氧运动能通过促进毛细血管增生，改善微血管稀疏，减少外周阻力，降低血压。

通过对受试者进行 12 周的太极拳运动干预，得出患者微血管反应性明显提高（表 27~表 29），血压显著降低（表 30、表 31），表明长期太极拳运动能够改善高血压患者微循环功能，并降低血压，这与 Pasqualini 等的研究结论较为一致。

表 27　两组受试者不同周次 MBP（PU）的变化

指标	运动组			对照组		
	基线值	第 6 周	第 12 周	基线值	第 6 周	第 12 周
基础值	12±5	10±4	10±3	14±5	13±4	13±5

续表

指标	运动组			对照组		
	基线值	第 6 周	第 12 周	基线值	第 6 周	第 12 周
加热值	97±32	93±21	98±21	107±22	100±19	92±26
差值	85±28	82±18	89±22	93±18	87±14	79±19
增加率(%)	675±125	847±278	982±371*	710±183	696±136	690±145

注：* $P<0.05$ vs 运动组相应指标的基线值及对照组相应指标的第 12 周值。

表 28　两组受试者不同周次 CMBC 的变化

指标	运动组			对照组		
	基线值	第 6 周	第 12 周	基线值	第 6 周	第 12 周
基础值	129±41	105±38	100±30	134±36	115±28	104±27
加热值	312±47	267±39	275±45	322±46	290±48	273±48
差值	183±33	162±30	175±57	188±38	175±29	169±33
增加率(%)	196±48	175±61	210±102	150±63	162±48	173±51

表 29　两组受试者不同周次 AVBC 的变化

指标	运动组			对照组		
	基线值	第 6 周	第 12 周	基线值	第 6 周	第 12 周
基础值	10±2	13±3	10±2	11±3	11±2	12±3
加热值	33±11	35±6	37±11	35±8	35±5	34±7
差值	23±10	25±6	26±11	24±7	24±4	22±5
增加率(%)	236±92	257±92	259±102*	229±78	215±59	196±54

注：* $P<0.05$ vs 对照组第 12 周相应指标值。

表 30　两组受试者不同周次血压（mmHg）的变化

指标	运动组			对照组		
	基线值	第 6 周	第 12 周	基线值	第 6 周	第 12 周
收缩压	148±10	142±6	129±6*	146±11	145±8	145±7
舒张压	95±7	90±3	81±5*	94±8	93±6	94±4

注：*$P<0.05$ vs 运动组相应指标的基线值及对照组相应指标的第 12 周值。

表 31　两组受试者不同周次血压值的异常率（%）

指标	运动组			对照组		
	基线值	第 6 周	第 12 周	基线值	第 6 周	第 12 周
收缩压	100	73	13	100	93	87
舒张压	100	67	6.7	100	93	93

注：收缩压异常值为>140mmHg，舒张压异常值为>90mmHg；异常率（%）= 异常值人数/总人数。

该研究发现，8 周有氧运动能提高超重青年高血压患者微血管反应性充血后的血流量和血浆脂联素水平，且先于血压降低发生，微血管反应性可作为高血压患者非药物治疗功效的生物标志物。本研究使用［（加热后值-基础值）/基础值×100］来表示微血管的反应性，但在干预过程中发现受试者微血管加热后血流变化不大，而基础值降低，表明高血压患者微血管血流基线值升高，而长期太极拳运动主要通过降低微血管血流基础值提高反应性。微血管血流基线值主要是满足人体基础状态下物质能量代谢的需要，其值越低表明微血管物质代谢能力越强，如优秀耐力运动员安静时心率过缓，但心脏储备能力增强。因此长期太极拳运动能够改善高血压患者基础代谢水平，促进患者康复。

三、太极拳运动通过改善 NO、NOS 水平提高微血管反应性

有氧运动改善微循环功能是一个多种因素相互作用的复杂过程，其中包

括内皮细胞合成与释放 NO 的能力增强、血脂代谢因子的改善（如 LDL、胰岛素等）、抗氧化能力的增强等，但内皮细胞 NO 合成功能的改善是主要的生物学机制。NO 作为一种强效的舒血管因子，能够引起血管舒张，提高血管血流量，改善微循环功能。NO 以为是以 L-精氨酸为底物，在 NOS 的催化下合成，其中 cNOS 是钙依赖性酶，而 iNOS 非依赖性酶。研究表明，有氧运动主要通过提高内皮细胞依赖式舒张能力改善血管舒张功能，而内皮细胞依赖式舒张由 cNOS 中的 eNOS 催化生成的内源性 NO 所介导。本研究中，运动组受试者经过 12 周太极拳运动干预后血清中的 NO 含量、TNOS 活性、cNOS 活性均显著升高，而 iNOS 无显著变化（表 32），这与其他的相关研究结果一致。

表 32　两组受试者不同周次血清 NO 含量（μmol/L）和 NOS（U/mL）活性的变化

指标	运动组			对照组		
	基线值	第 6 周	第 12 周	基线值	第 6 周	第 12 周
NO	47.3±7.1	50.6±6.7	56.9±8.7*	46.6±10.3	48.0±8.5	46.7±9.3
TNOS	35.1±4.7	36.7±5.1	40.8±6.2*	34.9±5.1	36.1±4.6	35.2±5.3
cNOS	22.4±3.2	24.1±3.5	27.6±4.0*	21.3±4.1	22.4±3.7	21.6±3.9
iNOS	12.7±1.2	12.5±1.5	13.1±1.4	13.5±1.7	13.7±1.6	13.6±1.8

注：* $P<0.05$ vs 运动组相应指标的基线值及对照组相应指标的第 12 周值。

研究表明，12 周太极拳锻炼能显著提高中老年人血清 NO 含量及 NOS 活性。另有研究证实，运动强度为 100～120 次/分的有氧健身运动能显著提高中老年人血清含量及 NOS 活性。因此，本研究表明血管内皮细胞合成与释放 NO 能力增强是有氧运动提高微循环功能的机制之一。有氧运动促进内皮细胞合成与释放 NO 由血管内皮细胞的剪切应力所介导。剪切应力是血流与血管内皮间的摩擦作用于血管壁单位面积的力。运动时，血管中的血流速度加快，导致血流量增加并进行重新分布，使肌肉、心脏等器官血流量增加，血流的增强导致血管剪切应力增大，对内皮细胞产生多种有益作用，如促进内皮细胞产生与释放 NO 等，因此有氧运动使血液中的 NO 含量增强。虽然本研究证实血清 NO 含量的增加是提高微循环功能的机制，但由于血液中的 NO 并非仅源于微血管内皮细胞分泌，大血管内皮细胞分泌的NO也是血液中的重要来源，因此本研究的结果具有一定的局限性。

小结

微循环功能的正常对外周阻力和血压维持有着重要作用。当毛细血管密度及血管舒张能力下降时，外周阻力、脉搏波反射及脉冲波速度增大，导致血压升高及微循环血流灌注异常，且微循环血流灌注异常是高血压发生的早期标志。高血压患者微血管血流基线值升高，12周太极拳运动能提高患者微血管反应性，改善微循环功能，降低血压，并能提高患者NO含量、cNOS活性，且NO含量、cNOS活性升高是太极拳运动改善高血压患者微循环功能的机制。建议轻度高血压患者每周进行3~5次的太极拳运动练习（运动周期>6周），并定期进行微循环功能检测，以评价运动干预效应。

第四节　长期太极拳运动与中老年T2DM患者微循环功能

导言

T2DM是一种伴有胰岛素抵抗和高血糖的代谢紊乱综合征。微循环功能障碍不仅是诱导T2DM发生的重要因素，也是T2DM常见的慢性血管并发症。微循环功能障碍使内皮或平滑肌调节功能异常，并作为始动因素诱发T2DM血管病变的发生。随着T2DM病情的发展，微循环功能障碍会进一步加剧，诱发糖尿病足溃疡、糖尿病肾病、视网膜病变及下肢动脉硬化的发生。此外，微循环作为机体物质能量代谢交换的唯一场所，其功能障碍会进一步加剧糖、脂肪等能量物质代谢过程紊乱，加重T2DM患者病情的发展。因此改善T2DM患者微循环功能不仅能减少慢性并发症的发生风险，而且有助于血糖、血脂的调控，促进患者病情改善。运动疗法是改善T2DM患者微循环功能的有效方式。研究表明，有氧运动能改善T2DM患者微循环功能，发挥降血糖效应，促进患者病情好转。

另外，有研究表明抗阻运动也能改善T2DM患者微循环功能，且在T2DM患者胰岛素抵抗、肌肉体积等方面干预效应更佳，但对于两者联合干预效应的研究较少，有氧联合抗阻运动是否比单一的有氧运动或抗阻运动干预效果更好尚不明确。此外，运动干预改善T2DM患者微循环功能的生物学机制也尚未明确，需进一步研究证实。

24式简化太极拳不仅动作简单易掌握，而且健身效果佳，其对T2DM的血糖调控效应已得到国内外学者的证实。另外，笔者所在团队的研究还表明，长期24式简化太极拳运动能提高中老年人、轻度高血压患者微血管反应性，改善微循环功能。弹力带抗阻运动是一种柔性抗阻运动，其利用弹力带自身弹性阻力作用可以使全身大部分肌肉得到锻炼。研究表明，弹力带抗阻运动能有效地改善T2DM患者血糖，增强胰岛素的敏感性，适于T2DM患者运动。此外，相比于一般性抗阻运动，弹力带抗阻运动具有操作性强、运动风险小、性价比高、依从性强等优点。

微血管反应性指不同刺激下（如血流阻断、局部组织加热）MBP的变化能力，该指标在临床已广泛应用于微循环功能的评价。$TcPO_2$是一种评估组织血流灌注的非侵入性方法，已广泛应用于皮肤血流灌注量的评估和微循环功能的评价，而SmO_2是反映肌肉需氧-供氧平衡及肌肉代谢的重要指标，与微血管反应性、$TcPO_2$呈正相关。因此，微血管反应性、$TcPO_2$与SmO_2相结合不仅能准确评价微循环功能，还能反映微血管向肌肉细胞输送氧气的能力。本节通过对T2DM患者进行为期24周的太极拳运动、太极拳联合弹力带抗阻运动干预，比较不同运动方式对T2DM患者微血管反应性、$TcPO_2$与SmO_2的影响，并从eNOS、ET-1、VEGF等因子角度探讨运动改善T2DM患者微循环功能的机制，为改善T2DM患者微循环功能提供理论与实践依据。

一、太极拳运动处方

患者入选标准：①年龄50~69岁，生活在恩施城区的T2DM患者；②空腹血糖介于7~16.7mmol/L；③无明显酮症、严重的心脑血管疾病及严重糖尿病肾病等并发症；④无明显的损伤，具有正常的沟通能力；⑤2021年3—8月，每周有固定运动时间6次。患者排除标准：①1型糖尿病及收缩压>150mmHg或舒张压>95mmHg；②有运动性低血糖、酮症酸中毒或血酮体>4mmol/L及微量蛋白尿>200mg/L；③伴有各种心律失常、心功能不全、冠心病、心衰、心脏手术、心梗、安静或运动时出现胸痛者等；④骨关节病变，不能完成半蹲、单脚站立等姿势；⑤有精神障碍、意识障碍、沟通障碍者；⑥糖尿病视网膜病变Ⅲ期患者；⑦无充足的运动时间。最终筛选60名（男女各30名）符合条件的患者入选，分为对照组、太极拳运动组（简称太极拳组）、太极拳联合弹力带抗阻运动组（简称太极拳联合抗阻组），每组各20名（男女各10名）。本研究获得湖北民族大学生物医学伦理委员会批准（批准文件号：HBMZDX 2021033），且所有受试者均签署由课题组制定的书面知情同意书。受试者基本情况如表33所示。

表33　受试者基本情况（$x±s$）

组别	年龄（y）	身高（m）	体重（kg）	BMI（kg/m²）	体脂率（%）	腰臀比
对照组	61.34±4.90	1.60±0.07	67.91±6.95	26.31±2.17	30.89±6.01	0.90±0.02
太极拳组	60.63±5.69	1.62±0.07	69.07±8.38	26.45±3.54	30.99±6.25	0.91±0.03
太极拳联合抗阻组	61.36±3.35	1.62±0.06	68.96±9.63	26.20±3.38	31.52±4.39	0.91±0.04

太极拳运动方案：太极拳组受试者每周进行6次、每次60分钟的24式简化太极拳锻炼（不包括准备活动和放松活动）。在运动干预的前2周，受试者的运动强度为6~8分钟打完每套动作，每套动作打完后休息5分钟。2周后，缩短为5分钟左右打完每套动作，运动强度为最大心率×（55%~65%），最大心率=220−年龄，休息时间仍为5分钟。太极拳联合抗阻组每周进行4次太极拳训练（太极拳的锻炼方法参照太极拳组），同时每周进行2次、每次60分

钟的弹力抗阻训练。依据《中国2型糖尿病防治指南（2020年版）》，两次弹力抗阻训练间隔48小时以上。抗阻训练采用弹力绷带（8~15磅），分别进行上肢、躯干和下肢的抗阻练习，其中上肢动作包括前平举、站姿水平、站姿弯举、站姿推举；躯干动作包括T字练习、背部下拉；下肢动作包括深蹲、箭步蹲、站姿腿内收、站姿腿外展、站姿后抬腿、站姿腿屈伸。抗阻训练的强度为每个动作重复8~10次后身体有轻度疲劳感，每个动作完成后休息20~30秒，每次循环练习2~3组，组间休息5~10分钟。待患者运动能力提高后，通过改变弹力带的初长度调整运动强度，仍以受试者每个动作重复8~10次后身体有轻度疲劳感为强度依据。为了方便患者就近运动，分别在湖北民族大学行政楼、恩施州文化中心及恩施州风雨桥三个地方设置运动干预点。试验期间，三组受试者均保持之前的饮食习惯及用药习惯（包括药物种类、剂量等）。另外，对照组受试者试验期间不进行任何系统性的体育体力活动或体育锻炼。

运动频率、运动周期：2021年3—8月，周一至周五晚7:00—8:30，周六、周日下午3:00—4:30和晚上7:00—8:30（患者可根据自己的空闲时间选择6个时间段），每次运动90分钟，其中热身运动15分钟，放松运动15分钟，共持续24周。

测试指标及测试仪器：在试验开始的前一天及干预结束后的第二天（晨起空腹状态下）分别对三组受试者体重、体脂率、腰臀比、微循环功能、空腹血糖（FBG）、糖化血红蛋白（HbA1c）、HOMA-IR、ET-1、NO、eNOS、VEGF等进行测试。

试验质量与运动风险控制：①为保证每个运动点的干预效果一致，运动前由湖北省恩施土家族苗族自治州太极拳权威教师对12名试验人员进行24式太极拳动作培训，确保所有试验人员熟练、正确掌握太极拳技术动作。②每次运动前，试验人员对患者血压、心率及血氧饱和度进行测量。若血压或者心率过高，待血压和心率稳定后再进行运动。③为了避免患者运动过程中出现膝关节疼痛问题，试验人员在运动干预过程中减少身体重心下降幅度及腿部弯曲程度。④每个月干预结束后，对所有运动员患者进行心电图检查，确保患者心脏健康。

二、太极拳运动及太极拳联合弹力带抗阻运动均能提高中老年T2DM患者微血管反应性

微循环功能障碍是T2DM患者常见的慢性并发症，其中微血管内皮依赖性舒张功能下降是主要的特征。与健康受试者相比，具有胰岛素抵抗的女性前臂微血管内皮依赖性舒张功能显著下降，且微血管内皮依赖性舒张功能与血压、BMI、体脂、腰围及胰岛素抵抗指数等具有显著负相关。另外，糖尿病患者足底皮肤MBP的基础值、内皮依赖性舒张功能无显著差异，但足底压力较高的部位内皮依赖性舒张功能显著下降，尤其是具有足溃疡风险的患者。此外，定量负荷运动中T2DM患者微血管反应性也显著下降。研究发现，T2DM患者等长踝关节跖屈运动中腓肠肌MBP显著降低，且具有糖尿病足并发症的患者下降更明显。还有研究发现，具有微血管并发症的T2DM患者在低、高强度运动时微血管反应性均显著下降。综上所述，T2DM患者微血管反应性显著下降，且具有足溃疡或血管并发症的患者下降更明显。微血管舒张反应下降引起血流灌注不足，导致组织细胞缺氧的发生，导致$TcPO_2$降低。研究表明，≥50岁无糖尿病足并发症的T2DM患者足背$TcPO_2$显著低于正常值，$TcPO_2$能早期发现T2DM患者足部组织血流灌注不足的发生。T2DM患者足背$TcPO_2$的变化会引起足部肌肉供氧能力的不足，导致足背肌肉SmO_2下降。$TcPO_2$越高，毛细血管与肌细胞间的压力差越大，使氧气进入细胞的速率加快、弥散的距离加大，肌肉细胞的供氧能力得到提高，SmO_2随之增大，因此SmO_2能反映肌肉组织的供氧能力，对预测糖尿病足的发生有着重要作用。

运动疗法是改善T2DM患者微循环功能的有效方式，且有氧运动和抗阻运动均能显著提高T2DM患者微循环功能，但对于两者联合干预效应的研究较少，联合干预是否比单一的有氧运动或抗阻运动干预效果更佳尚不明确。本研究显示，经过24周的运动干预后，太极拳组、太极拳联合抗阻组患者血糖、HbAlc、胰岛素抵抗指数、腰臀比均显著降低，足背微血管反应性、

$TcPO_2$、SmO_2升高（表34、表35），表明太极拳运动、太极拳联合弹力带抗阻运动均能显著改善T2DM患者微循环功能，发挥降血糖效应，这与相关研究结论一致。研究表明，12周持续性有氧运动和间歇性有氧运动均能显著改善T2DM患者血糖水平、降低胰岛素抵抗指数、提高微血管内皮依赖性舒张反应能力，12周低强度的有氧运动能显著增加糖尿病患者微血管密度、提高微血管内皮依赖性舒张功能。此外，笔者所在团队前期研究也发现长期太极拳运动能提高中老年人和轻度高血压患者微循环功能。但有研究得出，6个月的有氧运动不能显著改善T2DM患者血糖、胰岛素敏感性、微血管内皮依赖性和非内皮依赖性舒张功能；该研究认为当患者控制较好时，运动干预不能进一步通过改善微循环功能发挥降血糖效应。

有氧运动联合抗阻运动对T2DM患者微循环功能干预效应的研究较少，但有研究表明抗阻运动能显著改善T2DM患者微循环功能。有研究发现14个月的抗阻运动能提高T2DM患者微血管内皮依赖性、非内皮依赖性舒张功能，改善血糖和HbAlc水平。还有研究表明，抗阻运动能提高T2DM患者脚背和胸部$TcPO_2$，降低$TcPCO_2$水平，改善组织细胞血流灌注状态。此外，还有研究表明12周以健身房为基础个性化的有氧联合抗阻运动能显著改善T2DM青年患者血流介导的动脉扩张能力及微血管舒张功能。本研究中，24周太极拳联合弹力带抗阻运动干预后，患者微循环显著改善（表35），这与上述学者的研究结论相似。运动改善T2DM患者微循环功能与胰岛素的变化有着密切关系。胰岛素能提高骨骼肌毛细血管募集能力及血管内皮依赖式舒张反应，增强骨骼肌对葡萄糖的摄取能力，且有氧联合抗阻运动较单一的有氧运动更能提高T2DM患者胰岛素受体底物IRS-1的表达。但有研究发现，有氧联合抗阻运动能改善T2DM青年患者微血管舒张功能，而胰岛素敏感性未发生显著变化；该研究认为运动对血管内皮细胞功能的影响不依赖于胰岛素水平的变化。不同研究结果的差异可能与患者年龄、样本量有关，有待于进一步研究明确。

对于T2DM患者，足部微循环功能（尤其是SmO_2）的改善具有重要的意义，其不仅能降低糖尿病足溃疡等并发症的发生风险，还能提高患者从事体力活动和体育锻炼的能力。肌肉储存的氧气是肌肉舒缩过程中直接的能量来源，SmO_2下降会使肌肉持续工作能力降低，并诱发躯体疲劳。研究表明，SmO_2的变化与肌肉疲劳的发生具有一致性，可作为评价肌肉疲劳状况的有效指标。肌肉疲劳会导致 T2DM 患者运动能力下降，严重影响其日常体力活动，导致体力活动不足；体力活动不足又会进一步加重 T2DM 的病情，以此形成恶性循环。因此，改善 T2DM 患者 SmO_2有助于提高患者日常体力活动及体育锻炼的能力，建议评价运动对 T2DM 患者微循环功能的干预效应时，将 SmO_2作为重要评价指标之一。SmO_2的近红外光谱技术不仅测试简单方便，而且能快速准确地反映出肌肉细胞的氧合能力，显示出了良好的应用前景。

虽然本研究表明太极拳运动及太极拳联合弹力带抗阻运动均能显著提高 T2DM 患者微循环功能，但太极拳联合弹力带抗阻运动并未表现出更佳的干预效果。有研究表明，抗阻运动、Buerger 运动及抗阻运动联合 Buerger 运动均能提高 T2DM 合并下肢血管病变患者血流速度和血流量，但抗阻运动联合 Buerger 运动效果最好。本研究中太极拳联合弹力带抗阻运动未能表现出更佳的干预效果可能与抗阻运动的次数有关。本研究中太极拳联合抗阻组每周的抗阻运动仅为 2 次（太极拳运动 4 次）。由于抗阻练习次数较少，所以干预效应不显著。有研究发现，8 周抗阻运动（3 次/周）不能显著提高 T2DM 患者微血管反应性（局部加热刺激）。因此，本研究认为抗阻运动强度偏小是导致太极拳联合弹力带抗阻运动未能表现出更佳运动干预效应的原因。

表 34　试验前后三组受试者基础指标比较（$x \pm s$）

指标	组别	试验前	试验后	组别效应	时间效应	时间×组别交互效应
体重（kg）	对照组	67.91±6.95	68.38±6.98	0.974	0.569	0.822
	太极拳组	69.07±8.38	67.76±8.13			
	太极拳联合抗阻组	68.96±9.63	66.92±8.96			
体脂率（%）	对照组	30.89±6.01	31.10±5.91	0.883	0.550	0.854
	太极拳组	30.99±6.25	29.83±5.40			
	太极拳联合抗阻组	31.52±4.39	30.48±4.16			

续表

指标	组别	试验前	试验后	组别效应	时间效应	时间×组别交互效应
腰臀比（%）	对照组	0.90±0.02	0.91±0.03	0.532	0.009	0.044
	太极拳组	0.91±0.03*	0.89±0.03			
	太极拳联合抗阻组	0.91±0.04*	0.88±0.03			
BMI（kg/m²）	对照组	26.31±2.17	26.51±2.30	0.730	0.564	0.810
	太极拳组	26.45±3.54	25.95±3.47			
	太极拳联合抗阻组	26.20±3.38	25.43±3.12			
FBG（mmol/L）	对照组	8.12±0.49	8.21±0.52$^{\#\&}$	0.006	0.000	0.005
	太极拳组	8.05±0.52*	7.40±0.77			
	太极拳联合抗阻组	8.19±0.75*	7.27±0.60			
HbA1c（%）	对照组	7.40±0.74	7.47±0.77	0.099	0.002	0.039
	太极拳组	7.46±1.13*	6.57±0.90			
	太极拳联合抗阻组	7.50±1.06*	6.45±0.97			
HOMA-IR	对照组	3.54±1.02	3.60±0.97$^{\#\&}$	0.019	0.000	0.015
	太极拳组	3.65±1.12*	2.68±0.67			
	太极拳联合抗阻组	3.51±0.76*	2.43±0.37			

注：$^{*}P<0.05$，与组内试验后相应指标比较差异有统计学意义；$^{\#}P<0.05$，与太极拳组相比差异有统计学意义；$^{\&}P<0.05$，与太极拳联合抗阻组相比差异有统计学意义。

表35　试验前后三组受试者微循环功能指标比较（$\bar{x}$±s）

指标	组别	试验前	试验后	组别效应	时间效应	时间×组别交互效应
MBP（PU）基础值	对照组	9.15±2.16	8.72±2.11	0.428	0.789	0.829
	太极拳组	8.88±1.78	8.80±2.12			
	太极拳联合抗阻组	9.36±1.83	9.54±1.99			
CMBC基础值	对照组	73.76±20.96	74.06±20.40	0.678	0.907	0.952
	太极拳组	75.59±18.05	76.08±17.30			
	太极拳联合抗阻组	78.99±18.38	76.89±13.36			

续表

指标	组别	试验前	试验后	组别效应	时间效应	时间×组别交互效应
AVBC 基础值	对照组	12.11±4.66	11.51±4.31	0.765	0.798	0.904
	太极拳组	12.03±2.29	11.91±3.40			
	太极拳联合抗阻组	12.34±3.19	12.51±2.14			
MBP（PU）加热值	对照组	81.57±17.03	80.62±17.33[#&]	0.031	0.002	0.047
	太极拳组	83.01±20.75*	97.29±19.15			
	太极拳联合抗阻组	81.82±11.13*	101.43±14.72			
CMBC 加热值	对照组	294.06±32.57	309.43±32.05	0.449	0.254	0.886
	太极拳组	293.00±50.47	298.93±52.63			
	太极拳联合抗阻组	284.99±34.08	292.50±38.92			
AVBC 加热值	对照组	27.85±5.71	26.26±6.04[#&]	0.003	0.018	0.034
	太极拳组	28.56±6.03*	33.09±6.59			
	太极拳联合抗阻组	29.16±5.52*	35.22±6.73			
$TcPO_2$（mmHg）	对照组	57.88±6.88	56.35±7.74	0.241	0.010	0.029
	太极拳组	56.63±5.63*	61.94±6.70			
	太极拳联合抗阻组	56.40±4.28*	62.69±5.84			
SmO_2（%）	对照组	49.01±8.39	48.44±6.72	0.133	0.015	0.141
	太极拳组	49.33±11.29*	54.89±9.79			
	太极拳联合抗阻组	48.88±6.71*	56.39±7.89			

注：* $P<0.05$，与组内试验后相应指标比较差异有统计学意义；# $P<0.05$，与太极拳组相比差异有统计学意义；& $P<0.05$，与太极拳联合抗阻组相比差异有统计学意义。

三、运动通过改善 NO、eNOS 水平提高微血管反应性

在运动改善 T2DM 患者微循环功能中，NO、ET-1、VEGF 等血管内皮细胞因子的改变是主要的生物学机制。NO 作为强效的血管舒张因子，会引起血管发生舒张反应。ET-1 是体内最强效的血管收缩肽，其水平升高会引起微血

管产生收缩反应，减弱血管舒张反应能力。研究表明，ET-1 升高是 T2DM 患者下肢血管病变程度的独立危险因素。另外，ET-1 水平还是评价 T2DM 合并动脉粥样硬化患者血管内皮细胞功能治疗效果的有效指标。但 ET-1 增加通常与 NO 生物利用度降低有关，单纯 ET-1 的慢性升高可能不足以降低内皮依赖性舒张功能。研究发现，T2DM 患者内皮细胞受损，氧化应激增加并导致血管壁抗氧化能力降低，ET-1 含量上升，内源性 NO 分泌减少，且 T2DM 合并其他慢性病患者 ET-1、NO 变化更明显。此外，VEGF 是导致糖尿病血管并发症结构和功能改变的中枢触发因子，对微循环功能也有着重要影响。研究表明，糖尿病足患者血清 VEGF、碱性成纤维细胞生长因子水平均显著降低，且与下肢血管病变严重程度增加有关及糖尿病足患者皮肤 HIF-1α、VEGF 及相关 mRNA 表达减少，真皮乳头平均微血管密度下降。综上所述，NO、ET-1、VEGF 等血管内皮细胞因子水平的异常变化使 T2DM 患者微血管内皮细胞功能受损，血管密度下降，导致微血管反应性和血流灌注水平下降，改善 NO、ET-1、VEGF 等血管内皮细胞因子水平有助于提高 T2DM 患者微血管反应性。

本研究结果显示，经过 24 周的太极拳运动、太极拳联合弹力带抗阻运动后，T2DM 患者 ET-1 降低，eNOS 水平显著升高（表 36），这与相关研究结论一致。研究发现，6 周有氧运动能降低高脂血症大鼠 ET-1，提高 NO 水平，对血管内皮细胞产生保护作用；另外，11 周的有氧运动训练后 T2DM 患者骨骼肌 eNOS 升高，内源性 NO 生成增加。笔者所在团队前期研究也表明，太极拳运动能改善高血压患者 eNOS、ET-1 水平，提高患者微血管反应性。运动促进内皮细胞产生 NO 与血管壁流体剪切应力的变化有关。运动过程中，血流量增加使血液对血管壁的流体剪切应力增大。在流体剪切应力的刺激下，eNOS 催化精氨酸产生内源性 NO，促进血管舒张。虽然本研究显示太极拳运动和太极拳联合弹力带抗阻运动均能改善患者 NO、ET-1 水平，但两组间无显著差异，说明太极拳联合弹力带抗阻运动较太极拳运动不能进一步增大血流对内皮细胞的流体剪切应力。但有研究得出不一致的研究结论，12 周水中和陆上有氧运动干预后，T2DM 患者 HbAlc 显著下降（血糖浓度和胰岛素抵抗均无变化），NO 水平显著升高，但仅水中运动组微血管反应性显著提高，该研究认为水对血管的压力促使交感神经功能变化及利钠肽的释放，提高微血管舒张反应能力。分析认为，该研究陆上运动未能产生微血管反应性与该研究微血管反应性的评价方法有关。在 Suntraluck 的研究中，微血管反应性的评价采用的是动脉血流阻断法，动脉血流阻断后微血管充血反应的机制并非由 NO 所介导，而是如代谢性血管扩张剂、内皮舒张因子（如前列腺素）、肌源性调节、感觉神经等因素共同作用的结果。

此外，两个运动组患者 VEGF 也显著升高。毛细血管增生是促血管生成信号和抗血管生成信号协同调节的过程，其中 VEGF 是促进毛细血管增生的主要正向机制。运动过程中肌肉活动产生的机械力引起细胞间的信号传导，促进肌肉 VEGF 的表达，并作用于内皮上的 VEGF 受体，刺激血管生成。相较于太极拳运动，抗阻运动中骨骼肌产生的机械力可能更大，VEGF 的表达更强，但本研究中两个运动组的 VEGF 无显著差异，这可能与本研究的抗阻运动强度、运动频率有关。

表 36 试验前后三组受试者 NO、eNOS、ET-1、VEGF 比较（$\bar{x}\pm s$）

指标	组别	试验前	试验后	组别效应	时间效应	时间×组别交互效应
NO（μmol/L）	对照组	32.85±4.68	31.93±6.23$^{\#\&}$	0.010	0.004	0.029
	太极拳组	33.16±4.89*	37.91±5.08			
	太极拳联合抗阻组	33.39±4.91*	38.77±4.69			
eNOS（U/mL）	对照组	6.96±0.92	6.85±0.91$^{\#\&}$	0.013	0.002	0.027
	太极拳组	6.74±0.74*	7.55±0.79			
	太极拳联合抗阻组	7.08±0.61*	7.93±0.80			
ET-1（ng/L）	对照组	58.39±9.17	59.14±9.04$^{\#\&}$	0.033	0.007	0.068
	太极拳组	57.67±7.17*	51.85±8.34			
	太极拳联合抗阻组	58.02±5.69*	50.41±4.04			
VEGF（ng/L）	对照组	173.78±27.48	169.79±36.77	0.108	0.002	0.025
	太极拳组	165.72±26.35*	192.23±23.05			
	太极拳联合抗阻组	171.06±21.14*	201.41±24.78			

注：$^{*}P<0.05$，与组内试验后相应指标比较差异有统计学意义；$^{\#}P<0.05$，与太极拳组相比差异有统计学意义；$^{\&}P<0.05$，与太极拳联合抗阻组相比差异有统计学意义。

综上所述，24 周太极拳运动和太极拳联合弹力带抗阻运动均能通过调节 eNOS、ET-1、VEGF 改善 T2DM 患者足背微循环功能，但两种运动方式对 T2DM 患者微循环功能干预效应无显著差异。

REFERENCES

主要参考文献

[1] 周慧敏，朱欢，杨梅，等．长期体育运动对大学生微循环功能、BMI 的影响及二者关系研究［J］．湖北师范大学学报（自然科学版），2022，42（1）：76-82.

[2] 肖杰文，朱欢，胡庆华．16w 24 式简化太极拳运动对中老年人膝关节微血管功能的影响［J］．中国老年学杂志，2022，42（9）：2161-2164.

[3] 姚毅，朱欢，向政，等．有氧运动对中老年人微循环功能干预效应的研究进展［J］．湖北科技学院学报（医学版），2022，36（3）：268-272.

[4] 宋平，彭永，朱欢．不同运动方式对 2 型糖尿病患者血糖调控效应的研究进展［J］．体育科技文献通报，2022，30（3）：91-95，171.

[5] 胡庆华，乾佑玲，刘晓丽，等．12 周太极拳运动对中老年轻度高血压患者微血管反应性的影响及机制［J］．中国应用生理学杂志，2021，37（6）：683-687.

[6] 朱欢，万利，刘尧峰，等．低氧适应与低氧运动对慢性病患者微血管反应性的干预效应及机制研究进展［J］．中国运动医学杂志，2021，40（6）：490-495.

[7] 周慧敏，朱欢，周术锋，等．体育专项大学生不同身体部位微血管反应性变化特点研究［J］．青海师范大学学报（自然科学版），2021，37（1）：57-61.

[8] 杨梅，朱欢，胡庆华，等．12 周 FATmax 强度运动对肥胖大学生外周动脉硬化的影响及机制研究［J］．中国细胞生物学学报，2021，43（4）：781-788.

[9] 王成科，朱欢，胡庆华，等．运动对高血压患者微血管反应性的干预效应及可能机制研究进展［J］．中国预防医学杂志，2021，22（9）：726-731.

[10] 朱欢，胡庆华，万利，等．长期太极拳运动对中老年人膝关节皮肤微血管反应性、经皮氧分压的影响［J］．中国应用生理学杂志，2020，36（4）：321-323，384.

[11] 胡庆华，朱欢，杨梅，等．长期双人交谊舞运动对老年女性微循环功能及身体成分的影响［J］．湖北师范大学学报（自然科学版），2020，40（4）：72-76.

[12] 朱欢，胡庆华，周术锋．运动优势与非优势手臂肱二头肌微血管反应性变化研究［J］．杭州师范大学学报（自然科学版），2020，19（5）：548-553.

[13] 肖杰文，朱欢，胡庆华．长期乒乓球运动对40~60岁男性持拍侧前臂微血管功能的影响［J］．青海师范大学学报（自然科学版），2020，36（2）：54-58.

[14] 朱欢，高炳宏．有氧运动对人体微血管反应性的作用及机制研究进展［J］．生命科学，2020，32（8）：855-863.

[15] 朱欢，高炳宏．微血管反应性在耐力性运动员训练中的应用［J］．中国运动医学杂志，2019，38（10）：907-914.

[16] 张冰，大卫·贝林，王纬．百病之源——微循环障碍［M］．北京：东方出版社，2016.

[17] 韩冬柏，刘晓宇，李娜，等．微循环障碍危险因素的研究进展［J］．医学综述，2020，26（18）：3632-3637.

[18] Abularrage CJ, Sidawy AN, Aidinian G, et al. Evaluation of macrocirculatory endothelium-dependent and endothelium-independent vasoreactivity in vascular disease [J]. Perspect Vasc Surg Endovasc Ther, 2005, 17 (3): 245-253.

[19] Joannides R, Bellien J, Thuillez C. Clinical methods for the evaluation of endothelial function——a focus on resistance arteries [J]. Fundamental & Clinical Pharmacology, 2006, 20 (3): 311-320.

[20] Roustit M, Cracowski JL. Assessment of endothelial and neurovascular function in human skin microcirculation [J]. Trends in Pharmacological Science, 2013, 34 (7): 373-384.

[21] Khan F, Patterson D, Belch JJ, et al. Relationship between peripheral and coronary function using laser Doppler imaging and transthoracic echocardiography [J]. Clinical Science, 2008, 115 (9): 295-300.

[22] Turner J, Belch JJ, Khan F. Current concepts in assessment of microvascular endothelial function using laser Doppler imaging and iontophoresis [J]. Trends in Cardiovascular Medicine, 2008, 18 (4): 109-116.

[23] Marie AJ, Lepretre M, Gosele C, et al. Creebrovascular dysfunction and microcirculation rarefaction precede white matter lesions in a mouse genetic modlel of cerebral ischemic small vessel disease [J]. J Clin Invest, 2010, 120 (2): 433-455.

[24] Minson CT. Thermal provocation to evaluate microvascular reactivity in human skin [J].

Journal of Applied Physiology, 2010, 109 (4): 1239-1246.

[25] Szygula R. The changes in cutaneous microcirculation in volleyball players at various stages of the training cycle [J]. Acta Univ Palacki Olomuc Gymn, 2007, 37 (2): 105.

[26] Cracowski JL, Christopher T, Minson, et al. Methodological issues in the assessment of skin microvascular endothelial function in humans [J]. Trends Pharmacol Sci, 2006, 27 (9): 503-508.

[27] Binggeli C, Spieker LE, Corti R, et al. Statins enhance postischemic hyperemia in the skin circulation of hypercholesterolemic patients: a monitoring test of endothelial dysfunction for clinical practice [J]. J Am Coll Cardiol, 2003, 42 (1): 71-77.

[28] Meredith IT, Currie KE, Anderson TJ, et al. Postischemic vasodilation in human forearmis dependent on endothelium-derived nitric oxide [J]. Am J Physiol Heart Circ Physiol, 1996, 270: H1435-H1440.

[29] Wong BJ, Brad W, Wilkins LA, et al. Nitric oxide synthase inhibition does not alter the reactive hyperemic response in the cutaneous circulation [J]. J Appl Physiol, 2003, 98 (8): 504-510.

[30] Zhao JL, Pergola PE, Roman LJ, et al. Bioavailable nitric oxide concentration does not increase during reactive hyperemia in human skin [J]. J Appl Physiol, 2004, 96 (2): 628-632.

[31] Christopher T, Minson. Thermal provocation to evaluate microvascular reactivity in human skin [J]. J Appl Physiol, 2010, 109 (4): 1239-1246.

[32] Rerstin Roback. An overiew of temperature monitoring devices for early detectionof diabetic foot disorders [J]. Expert Rev Med Device, 2010, 7 (5): 711-718.

[33] Kawanishi J, Ohta T, Tshibashi H, et al. Quantitative assessment of therapeutic effeets in the critically ischemic limb using (99m) Tc-diethylene-triamine-pentaaccetic acid human serum albumin [J]. Surg Today, 2009, 29 (1): 14-20.

[34] Kay DB, Rays, Haller NA, et al. Perfusion pressures and distal oxygenation in individuals with diabetes undergoing chronic hemodialysis [J]. Foot Ankle Int, 2011, 32 (70): 700-703.

[35] Agarwal SC, Allen J, Murray A, et al. Comparative reproducibility of dermal microvascular blood flow changes in response to acetylcholine iontophoresis, hypert hermia and reactive hyperthermia [J]. Physiol Meas, 2010, 31 (1): 1-11.

[36] Agarwal SC, Allen J, Murray A, et al. Laser doppler assessment of dermal circulation changes

in people with coronary artery disease [J]. Microvasc Res, 2012, 84 (1): 5-59.

[37] Hodge G, Kosiba WA, Zhao K, et al. The involvement of norepinephine, neuropeptide Y, and nitric oxide in the cutaneous vasodilator response to local heating in human [J]. J Appl Physiol, 2008, 105 (1): 233.

[38] Houghton BL, Meendering JR, Wong BJ, et al. Nitric oxide and noradrenaline contribute to the temperature threshold of the axon reflex response to gradual local heating in human skin [J]. J Physiol, 2006, 572 (3): 812-820.

[39] 尹亚平. 老年人长跑锻炼对甲襞微循环的影响 [J]. 中国运动医学, 1993 (4): 240-242.

[40] 邱平, 李爱卿, 左芮文, 等. 太极拳等放松性运动对中老年人骨密度和微循环的影响 [J]. 中国康复医学杂志, 1995, 10 (4): 175-176.

[41] Nageswari R, Banerjee R, Gupte V, et al. Effects of exercise on rheological and microcirculatory parameters [J]. Clinical Hemorheology and Microcirculation, 2000, 23 (2-4): 243-247.

[42] 韩红玉, 孙宗娟, 褚宇帆. 气功性运动前后的微循环监测 [J]. 微循环学杂志, 2000, 10 (1): 62.

[43] 牛春雨, 杜晓鹤, 窦晓兵, 等. 健美运动对女大学生甲襞微循环的影响 [J]. 中国学校卫生, 2000, 21 (2): 95-96.

[44] 赵永青. 体力活动对老年人甲襞微循环的影响 [J]. 微循环杂志, 2000, 10 (2): 12-13.

[45] Vassalle C, Lubrano V, Domenici C, et al. Influence of chronic aerobic exercise on microcirculatory flow and nitric oxide in humans [J]. Int J Sports Med, 2003, 24 (1): 30-35.

[46] Lenasi H, Strucl M. Effect of regular physical training on cutaneous microvascular reactivity [J]. Med Sci Sports Exerc, 2004, 36 (4): 606-612.

[47] Franzoni FY, Plantinga FR, Femia A, et al. Plasma antioxidant activity and cutaneous microvascular endothelial function in athletes and sedentary controls [J]. Biomed Pharmacother, 2004, 58 (8): 432-436.

[48] Wang JS. Effects of exercise training and detraining on cutaneous microvascula function in man: the regulatory role of endothelium-dependent dilation in skin vascuiature [J]. Eur Appl Physiol, 2005, 93 (4): 429-434.

[49] 孙丹. 冬泳对老年人微循环及血液流变学的影响 [J]. 北京体育大学学报, 2007, 30 (9): 1231-1233.

[50] 韩敏，王光军，王伟，等．排球运动对女大学生甲襞微循环的影响［J］．河北北方学院学报（医学版），2008，25（1）：31-33.

[51] Renata S, Badawczego PB, Danych Z, et al. Training-duced alterations of the cutaneous vasculr bed in judo athletes［J］. Med-sport-press, 2009, 2（6）: 132-140.

[52] Klonizakis M, Tew G , Michaels J , et al. Exercise training improves cutaneous microvascular endothelial function in post-surgical varicose vein patients［J］. Micro Vasc Res, 2009, 78（1）: 67-70.

[53] Schuhfried O, Vacariu G, Rochowanski H, et al. The effects of low-dosed and high-dosed low-frequency electromagnetic fields on microcirculation and skin temperature in healthy subjects［J］. International Journal of Sports Medicine, 2005, 26（10）: 886-890.

[54] Morales F, Graaff R, Smit AJ, et al. The influence of probe fiber distance on laser doppler perfusion monitoring measurements［J］. Microcirculation, 2003, 10（5）: 433-411.

[55] 朱天钧．微循环相关指标在男子赛艇运动员机能状态监控中的应用研究［D］．西安：西安体育学院，2012.

[56] 朱欢，高炳宏．高原训练期间赛艇运动员微循环血流速度的变化与 Hb、BU、CK 关系的研究［J］．河南师范大学学报（自然科学版），2016，44（2）：176-182.

[57] 朱欢，高炳宏．高原训练期间经皮氧分压及经皮二氧化碳分压变化特点［J］．中国组织工程研究，2016，20（20）：2985-2991.

[58] 高炳宏，朱欢，张昊楠．优秀男子赛艇运动员 6 周高原训练无创微循环相关指标变化特点研究［J］．西安体育学院学报，2017，34（1）：99-105.

[59] 李国政．高原训练前后优秀赛艇运动员微循环与身体机能变化规律的研究［D］．西安：西安体育学院，2017.

[60] Sharawy N. Vasoplegia in septic shock: do we really fight the right enemy?［J］. J Crit Care, 2014, 29（1）: 83-87.

[61] Turner SR, Macdonald JA. Novel contributions of the smoothelin-like 1 protein in vascular smooth muscle contraction and its potential involvement in myogenic tone［J］. Microcirculation, 2014, 21（3）: 249-258.

[62] Rendell MS, Finnergan MF, Healy JC. The relationship of laser-doppler skin blood flow measurements to the autaneous microvascular anatomy［J］. Micro Res, 1998, 55（1）: 3-13.

[63] Line PD, Mowinicke P, Line B, et al. Repetated measurement variation and precision of laster Doppler flow metry measurements [J]. Micro Res, 1992, 43 (3): 285-293.

[64] Schabauer AM, Booke TW. Cutaneous laster Doppler flow metry: applacation and findings [J]. Mayo Clin Proc, 1994, 69 (6): 564-574.

[65] Roger de M, Diogo VB, Marília de BG , et al. Effects of non-supervised low intensity aerobic exercise training on the microvascular endothelial function of patients with type 1 diabetes: a non-pharmacological interventional study [J]. Cardio Diso, 2016, 16 (1): 1-9.

[66] Delbin MA, Trask AJ. The diabetic vasculature: physiological mechanisms of dysfunction and influence of aerobic exercise training in animal models [J]. Life Sci, 2014, 102 (1): 1-9.

[67] Bergholm R, Makimattila S, Valkonen M. Intense physical training decreases circulating antioxidants and endotheium-dependent vasodilation in vivo [J]. Atheroselerosis, 1999, 145 (2): 341-349.

[68] Tanriverdi H, Evrengul H, Tanriverdi S, et al. Improved Endothelium dependent vasodilation in endurance athletes and its relation with ACE I/D polymorphism [J]. Circulation J, 2005, 69 (9): 1105-1110.

[69] Kingwell BA, Sherrard B, Jennings GL, et al. Four weeks of cycle training increases basal production of nitric oxide from the forearm [J]. J Physiol, 1997, 272 (2): 1070-1077.

[70] Lenai H, Strucl M. Regular physical activity alters the postocclusive reactive hyperemia of the cutaneous microcirculation [J]. Clin Hemo Micro, 2010, 45 (24): 365-374.

[71] Kalliokoski KK, Kvusela TA, Laaksonen MS, et al. Muszle fractal vascular bran ching pattern and microvascular perfusion heterogeneity in endurance trained and untrained men [J]. J Physiol, 2003, 546 (2): 529-535.

[72] Hambrecht R, Hilbrich L, Erbs S, et al. Correction of endothelial dysfunction in coronary microcirculation of hypercholesterolaemic patients by L-arginine [J]. Lancet, 1991, 338 (8782-8783): 1546-1550.

[73] Van den BP, Von KK, De CA, et al. Laser Doppler flux characteristics at the skin of the dorsum of the foot in young and in elderly healthy human subjects [J]. Micro Res, 1997, 53 (2): 156-162.

[74] Levy WC, Cerqueira MD, Abrass IB, et al. Endurance exercise training augments diastolic

filling at rest and during exercise in healthy young and oldest men [J]. Circulation, 1993, 88 (1): 116-126.

[75] Taddei S, Galetta F, Virdis A, et al. Physical activity prevents age-related impairment in nitric oxide availability in elderly athletes [J]. Circulation, 2000, 101 (25): 2896-2901.

[76] Laura AG, Halliday L, Chris RA, et al. Altitude exposure at 1800 m increases haemoglobin mass in distance runners [J]. J Sports Sci Med, 2015, 14 (2): 413-417.

[77] Anthony MJ. Effects of intermittent hypoxic training performed at high hypoxia level on exercise performance in highly trained runners [J]. Eur J Sport Sci, 2018, 18 (1): 2045-2052.

[78] Hu M, Fin TJ, Xu LT. Effects of resistance training on biomarkers of bone formation and association with red blood cell variables [J]. J Physi Bio, 2011, 67 (3): 351-358.

[79] Hu M, Wang L. Effects of exercise training on red blood cell production: implications for Anemia [J]. Acta Haematol, 2012, 127 (3): 156-164.

[80] Brun JF , Varlet ME, Connes P, et al. Hemorheological alterations related to training and over training [J]. Biorheology, 2010, 47 (2): 95-115.

[81] Connes P, Yalcin O, Baskurt O, et al. In health and in normoxic environment VO_{2max} is limited primarily by cardiac output and locomotor muscle blood flow [J]. J Appl Physiol, 2006, 100 (2): 744-748.

[82] Mao TY , Fu LL, Wang JS. Hypoxic exercise training causes erythrocyte senescence and rheological dysfunction by depressed Gardos channel activity [J]. J Appl Physiol, 2011, 111 (2): 382-391.

[83] Pichon A, Connes P, Quidu P , et al. Acetazolamide and chronic hypoxia: effects on haemorheology and pulmonary haemodynamics [J]. Eur Respir J , 2012, 40 (6): 1401-1409.

[84] Schuler B , Arras M, Keller S, et al. Optimal hematocrit for maximal exercise performance in acute and chronic erythropoietin-treated mice [J]. Proc Natl Acad Sci, 2010, 107 (1): 419-423.

[85] Pichon A, Connes P, Quidu P, et al. Effects of acute and chronic hematocrit modulations on blood viscosity in endurance athletes [J]. Clinical Hemo Micro, 2016, 64 (2): 1-15.

[86] Esteva S , Panisello P, Torrella JR, et al. Blood rheology adjustments in rats after a program of intermittent exposure to hypobaric hypoxia [J]. High Alt Med Biol, 2009, 10 (3): 275-281.

[87] Sandor B , Nagy A , Toth A, et al. Effects of moderate aerobic exercise training on hemo-

rheological and laboratory parameters in ischemic heart disease patients [J]. PLoS One, 2014, 9 (10): e110751.

[88] Broxterman RM, Ade CJ, Craig JC, et al. Influence of blood flow occlusion on the development of peripheral and central fatigue during small muscle mass handgrip exercise [J]. J Appl Physiol, 2015, 593 (17): 4043-4054.

[89] Broxterman RM, Ade CJ, Craig JC, et al . Influence of blood flow occlusion on muscle deoxygenation characteristics and the parameters of the power-duration relationship [J]. J Appl Physiol, 2015, 118 (7): 880-889.

[90] Bharat B, Pratap K, Benjamin N. Cerebral blood flow in chronic fatigue syndrome assessed by arterial spin labeling [J]. J Thene Sci, 2011, 301 (1-2): 9-11.

[91] Naoe N, Pawel W, Shin-ichi T. Cerebral blood flow, fatigue, mental effort, and task performance in offices with two different pollution loads [J]. Building Envir, 2013, 71 (9): 153-164.

[92] Marko S, Ana S, Lidija R, et al. Acute exhaustive rowing exercise reduces skin microvascular dilator function in young adult rowing athletes [J]. Euro J Appl Physi, 2018, 118 (2): 461-474.

[93] Mathias W, Rickard J, Mikael AA, et al. Acute effects of blood flow restriction on muscle activity and endurance during fatiguing dynamic knee extensions at low load [J]. J Stren Condi Research, 2009, 23 (8): 2389-2395.

[94] Joshua RS, Carl JA, Ryan MB, et al. Influence of exercise intensity on respiratory muscle fatigue and brachial artery blood flow during cycling exercise [J]. Euro J Appl Physi, 2014, 114 (8): 1767-1777.

[95] Barbosa TC , Machado AC, Braz ID, et al . Remote ischemic preconditioning delays fatigue development during handgrip exercise [J]. Scand Journal Med Sci Sports, 2015, 25 (3): 356-364.

[96] 张昊楠，高炳宏，朱欢．男子赛艇运动员赛前 6 周训练微循环血流储备能力与相关生化指标的关系 [J]. 中国应用生理学，2017，33 (2)：112-117.

[97] 刘婷婷，高炳宏．不同水上运动项目优秀运动员肱二头肌微循环相关指标的研究 [J]. 体育科研，2013，34 (2)：85-89.

[98] Tang DH, Bai S, Li XL, et al. Improvement of microvascular endothelial dysfunction induced

by exercise and diet is associated with microRNA-126 in obese adolescents [J]. Micro Res, 2019, 123 (5): 86-91.

[99] Padro T, Manfrini O, Bugiardini R, et al. ESC working group on coronary pathoph-ysiology and microcirculation position paper on 'coronary microvascular dysfunction in cardiovascular disease' [J]. Cardiovasc Res, 2020, 116 (2): 1-15.

[100] Lantinga SM, Johnsonbc NA, Baker M, et al. The effect of exercise training on cutaneous microvascular reactivity: A systematic review and meta-analysis [J]. J Sci Medi Sport, 2016, 20 (2): 170-177.

[101] Pasqualini L, Schillaci G, Innocente S, et al. Lifestyle intervention improves micovascular reactivity and increases serum adiponectin in overweight hypertensive patients [J]. Nutr Metab Cardiovas, 2010, 20 (2): 87-92.

[102] Justin D, Gabrie LF, Yan HM, et al. Microvascular endothelial dysfunction in sedenary, obese humans is mediated by NADPH oxidase influence of exercise training [J]. Arter Thro Vasc Biol, 2016, 36 (12): 2412-2420.

[103] Moraes RD, Bavel DV, Brito MD, et al. Effects of non-supervised low intensity aerobic excise training on the microvascular endothelial function of patients with type 1 diabetes: a nonphar-macological interventional study [J]. BMC Cardi Dis, 2016, 16 (23): 1-9.

[104] Naylor LH, Davis EA, Kalic RJ, et al. Exercise training improves vascular function in adolescents with type 2 diabetes [J]. Physio Rep, 2016, 4 (4): e12713-e12724.

[105] Tew GA, Gumber A , McIntosh E, et al. Effects of supervised exercise training on lower-limb cutaneous microvascular reactivity in adults with venous ulcers [J]. Euro J Appl Physio, 2017, 118 (2): 321-329.

[106] Christopher JA, Daniel JC, Victoria SS, et al. Exercise training improves cutaneous microvascular function in nonalcoholic fatty liver disease [J]. Am J Physiol Endocrinol Metab, 2013, 305 (1): e50-e57.

[107] Esen E, Çetin A. Microvascular functions in patients with fibromyalgia syndrome: effects of physical exercise [J]. Turk J Phys Med Rehab , 2017, 63 (3): 215-223.

[108] Morrissey C, Montero D, Raverdy C, et al. Effects of exercise intensity on microvascular function in obese adolescents [J]. Int J Sports Med. 2018, 39 (6): 450-455.

[109] Middlebrooke A, Elston L, Macleod K, et al. Six months of aerobic exercise does not im-

prove microvascular function in type 2 diabetes mellitus [J]. Diabe to logia, 2006, 49 (10): 2263-2271.

[110] Tew GA, Saxton JM, Hodges GJ. Exercise training and the control of skin blood flow in older adults [J]. J Nutr Health Aging, 2012, 16 (3): 237-241.

[111] Hodges GJ, Sharp L, Stephenson C, et al. The effect of 48 weeks of aerobic exercise training on cutaneous vasodilator function in post - menopausal females [J]. Eur J Appl Physiol, 2010, 108 (6): 1259-1267.

[112] Tew GA , George KP, Cab NT, et al. Endurance exercise training enhances cutaneous microvascular reactivity in post-menopausal women [J]. Micro Res, 2011, 83 (2): 223-228.

[113] Hurley DM, Williams ER, Cross JM, et al. Aerobic exercise improves microvascular function in older adults [J]. Med Sci Sports Exerc, 2019, 51 (4): 773-781.

[114] Suksom D , Phanpheng Y , Soogarun S, et al. Step aerobic combined with resistance trainingmproves cutaneous microvascular reactivity in overweight women [J]. J Sports Medi Physi Fitn, 2014, 55 (12): 1547-1554.

[115] Hotta K, Chen B, Behnke BJ, et al. Exercise training reverses age-induced diastolic dysfunction and restores coronary microvascular function [J]. J Physiol (Lond), 2017 , 595 (12): 3703-3719.

[116] 宋平，彭永，朱欢．“体医深度融合”背景下社区慢性病人群运动康复模式策略研究 [J]. 体育科技文献通报，2022，30 (4)：121-123.

[117] 刘晓丽，Xiangrong SHI，向政，等．适度间歇性低氧对临床相关疾病的康复作用 [J]. 中国康复理论与实践，2021，27 (10)：1190-1198.

[118] Montero D, Walther G, Diaz-Canestro C, et al. Microvascular dilator function in athletes: A systematic review and meta-analysis [J]. Med Sci Sports Exerc, 2015, 47 (7): 1485-1494.

[119] 朱欢，高炳宏，张昊楠．不同运动水平赛艇运动员肱二头肌微循环血流储备能力变化特点及其与运动训练关系研究 [J]. 南京体育学院学报（自然科学版)，2015，14 (2)：30-35.

[120] 朱欢，高炳宏．优秀赛艇运动员不同部位肌肉微循环血流灌注量的变化特点 [J]. 中国应用生理学杂志，2014，30 (5)：435-437.

[121] 曹峰．长期有氧运动对中老年人甲襞微循环的影响 [J]. 中国应用生理学杂志，2017，33 (2)：178-180.

[122] Brinkmann C, Bloch W, Brixius K. Exercise during short-term exposure to hypoxia or hyperoxia-novel treatment strategies for type 2 diabetic patients?! [J]. Scand J Med Sci Sports, 2018, 28 (2): 549-564.

[123] Machado MV, Martins RL, Borges J, et al. Exercise Training reverses structural microvascular rarefaction and improves endothelium-dependent microvascular reactivity in rats with diabetes [J]. Metab Syndr Relat Disor, 2016, 14 (6): 298-304.

[124] Okada H, Tanaka M, Yasuda T, et al. Decreased microcirculatory function measured by perfusion index is a novel indicator of diabetic kidney disease in patients with type 2 diabetes [J]. J Diab Invest, 2020, 11 (3): 681-687.

[125] Mason MP, Wu F, Olfert IM, et al. Impaired tissue oxygenation in metabolic syndrome requires increased microvascular perfusion heterogeneity [J]. J Cardiovasc Transl Res, 2017, 10: 69-81.

[126] Mitranun W, Deerochanawong C, Tanaka H, et al. Continuous vs interval training on glycemic control and macro-and microvascular reactivity in type 2 diabetic patients [J]. Scand J Med Sci Sports, 2014, 24 (2): e69-e76.

[127] Suntraluck S, Tanaka H, Suksom D. The relative efficacy of land-based and water-based exercise training on macro- and microvascular functions in older patients with type 2 diabetes [J]. J Aging Physical Acti, 2017, 25 (3): 446-452.

[128] Kim AS, Christian F, Rasmus K, et al. Exercise increases human skeletal muscle insulin sensitivity via coordinated increases in microvascular perfusion and molecular signaling [J]. Diabetes, 2017, 66 (6): 1501-1510.

[129] 徐菲菲，郭渝成，刘秀华．皮肤微血管功能检测的研究进展 [J]. 微循环学杂志，2014，24 (3): 71-76.

[130] Gustafsson T. Vascular remodelling in human skeletal muscle [J]. Biochem Soc Trans, 2011, 39 (6): 1628-1780.

[131] Borges JP, Lopes GO, Verri V, et al. A novel effective method for the assessment of microvascular function in male patients with coronary artery disease: a pilot study using laser speckle contrast imaging [J]. Braz J Med Biol Res , 2016, 49: e5541.

[132] Borges JP, Nasciment AR, Lopes GO, et al. The impact of exercise frequency upon microvascular endothelium function and oxidative stress among patients with coronary artery

disease [J]. Clin Physiol Funct Imaging, 2018, 38 (5): 840-846.
[133] 姜娜. 有氧运动改善高血压大鼠比目鱼肌微血管稀少的作用及机制 [D]. 西安: 陕西师范大学, 2015.
[134] Herrera NA, Jesus I, Shinohara AL, et al. Exercise training attenuates dexamethasone-induced hypertension by improving autonomic balance to the heart, sympathetic vascular modulation and skeletal muscle microcirculation [J]. J Hypertens, 2016, 34: 1967-1976.
[135] 吴聪, 吴迎, 马珮冬, 等. 有氧运动对自发性高血压大鼠骨骼肌毛细血管稀疏的影响 [J]. 中国动脉硬化杂志, 2018, 26 (7): 691-697.
[136] Holloway TM, Bloemberg D, Da Silva ML, et al. High-intensity interval and endurance training are associated with divergent skeletal muscle adaptations in a rodent model of hypertension. [J]. Am J Physiol Regul Integr Comp Physiol, 2015, 308: R927-R934.
[137] Hirai DM, Musch TI, Poole DC. Exercise training in chronic heart failure: improving skeletal muscle O_2 transport and utilization [J]. Am J Physiol Heart Circ Physiol, 2015, 309: H1419-H1439.
[138] Marina LT, Borges JP, Felipe F, et al. The impact of early aerobic exercise on brain microvascular alterations induced by cerebral hypoperfusion [J] . Brain Res, 2017, 1657: 43-51.
[139] Kastelein AW, Vos LMC, Baal J, et al. Poor perfusion of the microvasculature in peritoneal metastases of ovarian cancer [J]. Clin Exper Meta, 2020, 37 (1): 1-12.
[140] Selcukbiricik F, Ozdogan E, Dagel T, et al. Elevation in serum uric acid levels predicts favourable response to erlotinib treatment in patients with metastatic non-small-cell lung cancer [J]. J Clini Pharm Ther, 2020, 45 (2): 303-308.
[141] Betof AS, Lascola CD, Weitzel D, et al. Modulation of murine breast tumor vascularity, hypoxia and chemotherapeutic response by exercise [J]. J Natl Cancer Inst, 2015, 107 (5): djv040.
[142] Buss LA, Ang AD, Barry H, et al. Effect of post-implant exercise on tumour growth rate, perfusion and hypoxia in mice. [J] . PLoS ONE, 2020, 15: e0229290.
[143] Pedersen L, Idorn M, Olofsson GH, et al. Voluntary running suppresses tumor growth through epinephrine-and IL-6-dependent NK cell mobilization and redistribution [J]. Cell Metab, 2016, 23 (3): 554-562.
[144] McCullough DJ, Nguyen LM, Siemann DW, et al . Effects of exercise training on tumor hy-

poxia and vascular function in the rodent preclinical orthotopic prostate cancer model [J]. J Appl Physiol, 2013, 115 (12): 1846-1854.

[145] Tsai MS, Kuo ML, Chang CC, et al. The effects of exercise training on levels of vascular endothelial growth factor in tumor - bearing mice [J]. Cancer Biomark, 2013, 13: 307-313.

[146] Omar M, Mohammed A, Nigel S. The influence of exercise on ulcer healing in patients with chronic venous insufficiency [J] . Int Angiol, 2018, 37: 160-168.

[147] Kirkman DL, Ramick MG, Muth BJ, et al. Effects of aerobic exercise on vascular function in nondialysis chronic kidney disease: a randomized controlled trial [J]. Am J Physiol Renal Physiol, 2019, 316: F898-F905.

[148] Metsios GS, Antonios SK, Veldhuijzen van ZJJ, et al. Individualised exercise improves endothelial function in patients with rheumatoid arthritis [J]. Ann Rheum Dis, 2014, 73: 748-751.

[149] Machado MV, Vieira AB, da Conceição F, et al. Exercise training dose differentially alters muscle and heart capillary density and metabolic functions in an obese rat with metabolic syndrome [J]. Exp Physiol, 2017, 102: 1716-1728.

[150] 王艺璇，蔡军．剪切力和拉伸应力对血管内皮细胞的影响 [J]. 中国医学前沿杂志（电子版），2012，4（8）：38-41.

[151] 韩锡萍，张鹏，于凡，等．高盐抑制胸主动脉内皮细胞一氧化氮生成及其机制 [J]. 中国药理学通报，2019，35（9）：1251-1256.

[152] 肖哲，朱欢，杨梅，等．不同运动形式对中老年慢性代谢性疾病干预效果的研究进展 [J]. 内江科技，2021，42（11）：89-90.

[153] 钟挺挺，李燕玲，何小洪，等．流体剪切应力对氧化型低密度脂蛋白诱导血管内皮细胞损伤及黏着斑重塑的影响 [J]. 山东医药，2018，58（17）：1-4.

[154] 陆迪菲，白歌，马晓伟，等．内皮源性一氧化氮合酶及与糖尿病关系的研究进展 [J]. 中国糖尿病杂志，2019，27（5）：397-400.

[155] Conti FF, Brito Jde O, Bernardes N, et al. Positive effect of combined exercise training in a model of metabolic syndrome and menopause: autonomic, inflammatory, andoxidative stress evaluations [J]. Am J Physiol Regul Integr Comp Physiol , 2015, 309 (12): R1532-R1539.

[156] Lawler JM, Rodriguez DA, Hord JM. Mitochondria in the middle: exercise precondi-

tioning protection of striated muscle [J]. J Physiol , 2016, 594 (18): 5161-5168.

[157] 钱洲曜，王勇平. 血管内皮生长因子有望成为加速骨折愈合的全新治疗手段 [J]. 中国组织工程研究，2020，24 (17)：2759-2769.

[158] Hoier B, Hellsten Y. Exercise-induced capillary growth in human skeletal muscle and the dynamics of VEGF [J]. Microcirculation, 2014, 21: 301-314.

[159] Kano Y, Poole DC, Sudo M, et al. Control of microvascular PO_2 kinetics following onset of muscle contractions: role for AMPK [J]. Am J Physiol Regul Integr Comp Physiol, 2011, 301 (5): R1350-R1357.

[160] Kano Y, Miura S, Eshima H, et al. The effects of PGC-1α on control of microvascular PO_2 kinetics following onset of muscle contractions [J]. J Appl Physiol, 2014, 117 (2): 163-170.

[161] Fealy CE, Mulya A, Lai N, et al. Exercise training decreases activation of the mitochondrial fission protein dynamin-related protein-1 in insulin-resistant human skeletal muscle [J]. J Appl Physiol, 2014, 117 (3): 239-245.

[162] Greene NP, Lee DE, Brown JL, et al. Mitochondrial quality control, promoted by PGC-1α, is dysregulated by Western diet-induced obesity and partially restored by moderate physical activity in mice [J]. Physiol Rep, 2015, 3 (7): e12470.

[163] 赵永才. 运动干预骨骼肌、心肌线粒体动力学研究现状——心肌线粒体动力学研究展望 [J]. 体育科学，2016，36 (11)：77-83.

[164] Mikus CR, Rector RS, Arce-Esquivel AA. Daily physical activity enhance reactivity to insulin in skeletal muscle arterioles of hyperphagic otsuka long-evans tokushima fatty rats [J]. J Appl Physiol, 2010, 109 (4): 1203-1210.

[165] 李燕，王洪，姚小静. 微循环检测方法及其在疾病中的应用 [J]. 重庆理工大学学报（自然科学），2014，28 (9)：52-56.

[166] Schreuder THA, Nyakayiru J, Houben J, et al. Impact of hypoxic versus normoxic training on physical fitness and vasculature indiabetes [J]. High Alt Med Biol, 2014, 15 (3): 349-355.

[167] Kong Z, Zang Y, Hu Y. Normobaric hypoxia training causesmore weight loss than normoxia training after a 4-week residential camp for obese young adults [J]. Sleep Breath, 2014, 18 (3): 591-597.

[168] Meng J, Gao B, Gao H, et al. Four weeks of hypoxia training improves cutaneous microcirculaution in trained rowers [J]. Physiol Res, 2019, 68 (5): 757-766.

[169] Lawley JS, Oliver SJ, Mullins PG, et al. Prolonged (9 h) poikilocapnic hypoxia (12% O_2) augments cutaneous thermal hyperaemia in healthy humans [J]. Exp Physiol, 2014, 99 (6): 909-920.

[170] Gilbert-Kawai E, Coppel J, Phillip H, et al. Changes in labial capillary density on ascent to and descent fro high altitude [J]. F1000 Res, 2016, 5: 2107.

[171] Norina NG, Hugo AE, Tom GG, et al. Pregnancy at high altitude in the andes leads to increased total vessel density in healthy newborns [J]. J Appl Physiol, 2016, 121 (3): 709-715.

[172] 赵伟民，贾桂花，周婷婷，等．低氧环境对高原鼢鼠不同组织 $VEGF_{165b}$ 基因表达量及微血管密度的影响 [J]．中国应用生理学杂志，2017，33 (1)：68-70.

[173] Yuan K, Liu Y, Zhang Y, et al. Mural cell SDF1 signaling is associated with the pathogenesis of pulmonary arterial hypertension [J]. Am J Respir Cell Mol Biol, 2020, 62: 1-86.

[174] Treml B, Kleinsasser A, Stadlbauer KH, et al. Cutaneous microvascular blood flow and reactivity in hypoxia [J]. Front Physiol, 2018, 9: 160-167.

[175] Louwies T, Jaki MP, Cox B, et al. Separate and combined effects of hypoxia and horizontal bed rest on retinal blood vessel diameters [J]. Investi Opth Vis Sci, 2016, 57 (11): 4927-4932.

[176] Fryera SK, Stonea T, Dicksona A, et al. The effects of 4 weeks normobaric hypoxia training on microvascular responses in the forearm flexor [J]. J Sports Sci, 2019, 37 (11): 1235-1241.

[177] 邹志兵．低氧训练状态下大鼠心肌组织细胞凋亡与血管新生的表达 [J]．军事体育学报，2017，36 (1)：98-103.

[178] Shatilo VB, Korkushko OV, Ischuk VA, et al. Effects of intermittent hypoxia training on exercise performance, hemodynamics, and ventilation in healthy senior men [J]. High Alt Med Biol, 2008, 9 (1): 43-52.

[179] Korkushko OV, Ivanov LA, Pisaruk AV, et al. The respiratory function of blood in elderly and old age and the factors that determine it [J]. Fiziol Cheloveka, 2009, 35 (2): 40-46.

[180] 孙婧，赵娟，佟长青，等．高原低氧环境下军事训练对武警新兵微循环功能的影响 [J].

武警医学，2015，26（7）：663-666.

[181] Hsia CW, Wagner PD, Dane DM, et al. Predicting diffusive alveolar oxygen transfer from carbbon monoxide-diffusing capacity in exercising foxhounds [J]. J Appl Physiol, 2008, 105 (5): 1441-1447.

[182] Park HY, Jisu K, Park MY, et al. Exposure and exercise training in hypoxic conditions as a new obesity therapeutic modality: a mini review [J]. J Obes Metab Syndr, 2018, 27 (2): 93-101.

[183] Camacho-Cardenosaa A, Camacho-Cardenosaa M, Brooksb D, et al. Effects training in hypoxia on cardiomeatabolic parmeters in obese people: A system atic review of randomized controlled trial [J]. Aten Primaria, 2019, 51 (7): 397-405.

[184] Chobanyan-Jürgens K, Scheibe RJ, Potthast AB, et al. Influences of hypoxia exercise on whole-body insulin sensitivity and oxidative metabolism in older individuals [J]. J Clin Endocrinol Metab, 2019, 104 (11): 5238-5248.

[185] Hu D, Remash D, Russell RD, et al. Impairments in adipose tissue microcirculation in type 2 diabetes mellitus assessed by realtime contrast-enhanced ultrasound [J]. Circu: Cardiov Imag, 2018, 11 (4): e007074-e007085.

[186] Park HY, Jung WS, Kim J, et al. Twelve weeks of exercise modality in hypoxia enhances health-related function in obese older Korean men: a randomized controlled trial [J]. Geriatr Gerontol Int, 2019, 19 (4): 311-316.

[187] Wang R, Guo SH, Tian HL, et al. Hypoxic training in obese mice improves metabolic disorder [J]. Front Endocrinol (Lausanne), 2019, 10: 527-533.

[188] 马莉．低氧中强度训练可通过上调 HIF-1α 来提高机体抗氧化能力［J］．基因组学与应用生物学，2020，39（1）：270-277.

[189] 张念坤．低氧中强度训练疗法对肥胖者的身体成分和血脂代谢的影响［J］．基因组学与应用生物学，2019，38（12）：5657-5663.

[190] Fikenzera K, Fikenzerb S, Laufsa U, et al. Effects of endurance training on serum lipids [J]. Vasc Pharm, 2018, 101: 9-20.

[191] Okada H, Tanaka M, Yasuda T, et al. Decreased microcirculatory function measured by perfusion index is a novel indicator of diabetic kidney disease in patients with type 2 diabetes [J]. J Diab Invest, 2020, 11 (3): 681-687.

[192] Novielli NM，Jackson DN. Contraction-evoked vasodilation and functional hyperaemia are compromised in branching skeletal muscle arterioles of young pre-diabetic mice [J]. Acta Physiol Oxf Engl，2014，211（2）：371-384.

[193] Herrera NA，Duchatsch F，Tardelli LP，et al. MicroRNA-126 upregulation，induced by training，plays a role in controlling microcirculation in dexamethasone treated rats [J]. Mol Cell Endocrinol，2020，505：110732-110739.

[194] Lyamina SV，Senchiknin VN，et al. Normobaric hypoxia conditioning reduces blood pressure and normalizes nitricoxide synthesis in patients with arterial hypertension [J]. J Hypertens，2011，29（11）：2265-2272.

[195] Serebrovskaya TV，Xi L. Intermittent hypoxia training as non-pharmacologic therapy for cardiovascular diseases：practical analysis on methods and equipment [J]. Exp Biol Med (Maywood)，2016，241（15）：1708-1723.

[196] 史清海．内皮源性 NO 介导的低氧信号启动星形胶质细胞低氧代偿的机制研究 [D]. 重庆：第三军医大学，2017.

[197] Hamashima S，Shibata M. Cardiovascular adaptation in response to chronic hypoxia in awake rats [J]. Adv Exp Med Biol，2016，876：241-246.

[198] Masamoto K，Takuwa H，Seki C，et al. Microvascular sprouting，extension，and creation of new capillary connections with adaptation of the neighboring astrocytes in adult mouse cortex under chronic hypoxia [J]. J Cereb Blood Flow Metab，2014，34（2）：325-331.

[199] Warrington JP，Anna C，Johnson Daniel A，et al. Cerebral microvascular rarefaction induced by whole brain radiation is reversible by systemic hypoxia in mice [J]. Am J Physiol Heart Circ Physiol，2011，300（3）：H736-H744.

[200] Bilo G，Villafuerte FC，Faini A，et al. Ambulatory blood pressure in untreated and treated hypertensive patients at high altitude：the high altitude cardiovascular research-andes study [J]. Hypertension，2015，65（6）：1266-1272.

[201] Levine BD. Going High with Heart Disease：The effect of high altitude exposure in older individuals and patients with coronary artery disease [J]. High Alt Med Biol，2015，16（2）：89-96.

[202] 邹志兵，毛淑章，郑澜．低氧训练大鼠骨骼肌组织低氧诱导因子 1 对血管新生的影响 [J]. 中国组织工程研究，2012，16（20）：3654-3658.

[203] 邹志兵，郑澜．低氧训练对大鼠心肌组织微血管生成的影响［J］．西安体育学院学报，2010，27（2）：194–197.

[204] Manukhina EB, Downey HF, Shi X, et al. Intermittent hypoxia training protects cerebrovascular function in Alzheimer's disease ［J］. Exper Biol Medi, 2016, 241（12）：1351–1363.

[205] Zoya OS, Tetiana VS , Viktor AK, et al. Intermittent hypoxia–hyperoxia training improves cognitive function and decreases circulating biomarkers of alzheimer's disease in patients with mild cognitive impairment：A pilot study ［J］. Int J Mol Sci, 2019, 20（21）：5405–5421.

[206] 刘会．慢性低氧加重阿尔茨海默病及分子机制研究［D］．上海：上海交通大学，2015.

[207] Taivassalo T, Ayyad K, Haller RG. Increased capillaries in mitochondrial myopathy：implications for the regulation of oxygen delivery ［J］. Brain, 2012, 135（1）：53–61.

[208] Multhoff G, Vaupel P. Hypoxia compromises anti–cancer immune responses ［J］. Adv Exp Med Biol, 2020, 1232：131–143.

[209] Chen Z, He X, Xia W, et al. Prognostic value and clinicopathological differences of HIFs in colorectal cancer：evidence from meta–analysis ［J］. PLoS ONE, 2013, 8（12）：e80337–e80347.

[210] Luo D, Ren H, Zhang W, et al. Clinicopathological and prognostic value of hypoxia–inducible factor–1alpha in patients with bone tumor：a systematic review and meta–analysis ［J］. J Orthop Surg Res, 2019, 14（1）：56–77.

[211] Xie W, Liu L, He H, et al. Prognostic value of hypoxia–inducible factor–1 alpha in nasopharyngeal carcinoma：a meta–analysis ［J］. Int J Biol Markers, 2018, 33（4）：447–454.

[212] Zheng SS, Chen XH, Yin X, et al. Prognostic significance of HIF–1alpha expression in hepatocellular carcinoma：a meta–analysis ［J］. PLoS ONE. 2013, 8（6）：e65753–e65759.

[213] Campbell EJ, Dachs GU, Morrin HR, et al. Activation of the hypoxia pathway in breast cancer tissue and patient survival are inversely associated with tumor ascorbate levels ［J］. BMC Cancer, 2019, 19（1）：307–319.

[214] Cui J, Jiang H. Prediction of postoperative survival of triple–negative breast cancer based on nomogram model combined with expression of HIF–1alpha and c–myc ［J］. Medicine, 2019, 98（40）：e17370.

[215] 高欢，高炳宏，孟志军．长时间高原训练对优秀男子赛艇运动员运动能力的影响［J］．上海体育学院学报，2018，42（6）：109-112，118.

[216] 徐鹏，张晓丽，李俊峡，等．“高住低练”对心脏的作用及其影响机制［J］．中国循证心血管医学杂志，2019，11（7）：895-896.

[217] 刘晓丽，刘超能，王人卫，等．心肺功能在健康风险预测中的应用［J］．中国运动医学杂志，2018，37（2）：158-165.

[218] Moraes RD，Bavel DV，Brito MD，et al. Effects of non-supervised low intensity aerobic excise training on the microvascular endothelial function of patients with type 1 diabetes：a non-pharmacological interventional study［J］. BMC Cardi Dis，2016，16（23）：1-9.

[219] Fan N，Liu C，Ren M，et al. Effect of different high altitudes on vascular endothelial function in healthy people［J］. Medicine (Baltimore)，2020，99：e19292.

[220] 朱磊．低氧训练诱导 miR-27/PPARγ、miR-122/PPARβ 调控肥胖大鼠肝脏脂代谢机理的研究［D］．上海：上海体育学院，2016.

[221] Mikus CR，Rector RS，Arce-Esquivel AA. Daily physical activity enhance reactivity to insulin in skeletal muscle arterioles of hyperphagic otsuka long-evans tokushima fatty rats［J］. J Appl Physiol，2010，109（4）：1203-1210.

[222] Alexandros M，Anil G，Mohammed A，et al. Exploring the microcirculatory effects of an exercise programme including aerobic and resistance training in people with limited cutaneous systemic sclerosis［J］. Microvasc Res，2019，125：103887.

[223] 王雪强．运动干预改善高血压的效果可能不亚于药物［J］．上海体育学院学报，2020，44（4）：49.

[224] 范维英，郑丽维．传统运动疗法对高血压病人血管内皮功能影响的研究进展［J］．护理研究，2020，34（6）：1021-1025.

[225] 吕绍昆，邹开文，丁绍平．有氧运动辅助常规药物对原发性高血压患者血压和血管内皮功能影响［J］．基因组学与应用生物学，2019，38（2）：772-778.

[226] 韩冬柏，刘晓宇，李娜，等．微循环障碍与高血压关系的研究进展［J］．实用心脑肺血管病杂志，2020，28（5）：112-115，120.

[227] 王艳霞，刘海斌，刘波，等．运动对动脉内皮功能的调控及血流剪切力的介导作用［J］．北京生物医学工程，2017，36（6）：639-647.

[228] 唐念，张登洪，邹文淑，等．高血压患者心肌微循环损伤与运动试验中血压和心率

变化的相关性研究 [J]. 心血管病学进展，2022，43（2）：183-187.
[229] 任可欣，陶袁. 不同强度健步走锻炼对中老年人血清一氧化氮含量的影响 [J]. 大连民族大学学报，2016，18（6）：600-602，621.
[230] 任可欣，李翠兰，王美红. 太极拳锻炼对中老年人血清 NO 含量和 NOS 活性的影响 [J]. 河南师范大学学报（自然科学版），2008（4）：178-180.
[231] 杨婴. 脑血流灌注显像在早期诊断老年阿尔茨海默病中的应用 [J]. 中国医疗器械信息，2019，25（19）：76-77.
[232] Liu D, Yi L, Sheng M, et al. The efficacy of Tai Chi and Qigong exercises on blood pressure and blood levels of nitric oxide and endothelin-1 in patients with essential hypertension: a systematic review and meta-analysis of randomized controlled Trials [J]. Evid Based Complement Alternat Med, 2020: 3267971.
[233] Xie W, Su JH, Wang J. Changes of blood pressure, serum inflammatory factors and endothelin levels in patients with hypertension under rehabilitative aerobic exercise [J]. J Biol Regul Homeost Agents, 2019, 33: 531-536.
[234] 李合，王人卫，侯希贺，等. 12 周快步走对绝经后原发性高血压患者血清 ET-1、NO 及 eNOS 的影响 [J]. 北京体育大学学报，2018，41（5）：64-70.
[235] Mcgeehin MA, Mirabelli M. The potential impacts of climate variability and change on temperature-related morbidity and mortality in the United States [J]. Envir Health Perspect, 2001, 109 (2): 185.
[236] 刘蜜，李玉珍，宋丹丹，等. 不同性别和年龄健康成年人足趾皮肤温度和血流灌量的测定分析 [J]. 微循环学杂志，2012，22（4）：39-41.
[237] Hotta K, Chen B, Behnke BJ, et al. Exercise training reverses age-induced diastolicdysfunction and restores coronary microvascular function [J]. J Physiol (Lond), 2017, 595 (12): 3703-3719.
[238] 蔺雪峰，石爽，张丽琴. 冠心病患者血清 hs-CRP、NT-proBNP、ADMA 检测及其临床意义 [J]. 陕西医学杂志，2016，45（1）：104-105.
[239] Stockelman KA, Bain AR, Dow CA, et al. Regular aerobic exercise counteracts endothelial vasomotor dysfunction associated with insufficient sleep [J]. Am J Physiol Heart Circ Physiol, 2021, 320: H1080-H1088.
[240] Boeno FP, Farinha JB, Ramis TR, et al. Effects of a single session of high- and moderate-

intensity resistance exercise on endothelial function of middle-aged sedentary men [J]. Front Physiol, 2019, 10: 777.

[241] 吴斌. 围绝经期女性血清性激素水平与血脂四项的相关性 [J]. 中国妇幼保健, 2021, 36 (3): 669-671.

[242] 王宁, 郑延坤, 秦明照. 绝经后女性促卵泡激素水平与血脂指标的关系 [J]. 吉林大学学报 (医学版), 2020, 46 (1): 144-148.

[243] do Brito Valente AF, Jaspers RT, Wüst RC. Regular physical exercise mediates the immune response in atherosclerosis [J]. Exerc Immunol Rev, 2021, 27: 42-53.

[244] Zhao S, Zhong J, Sun C, et al. Effects of aerobic exercise on TC, HDL-C, LDL-C and TG in patients with hyperlipidemia: A protocol of systematic review and meta-analysis [J]. Medicine (Baltimore), 2021, 100 (10): e25103-e25106.

[245] 周漫, 李艳. 脂质代谢与绝经后女性冠心病严重程度的相关性研究 [J]. 国际检验医学杂志, 2020, 41 (21): 2561-2565.

[246] 中国医疗保健国际交流促进会难治性高血压与周围动脉病分会专家共识起草组. 同步四肢血压和臂踝脉搏波速度测量临床应用中国专家共识 [J]. 中国循环杂志, 2020, 35 (6): 521-528.

[247] 刘松涛, 苏海, 李萍. 四肢血压测量诊断外周动脉疾病的价值 [J]. 中华高血压杂志, 2019, 27 (2): 184-187.

[248] Agnelli G, Cimminiello C, Meneghetti G, et al. Low ankle-brachial index predicts an adverse 1-year outcome after acute coronary and cerebrovascular events [J]. J Throm & Haem, 2010, 4 (12): 2599-2606.

[249] Husmann M, Jacomella V, Thalhammer C, et al. Markers of arterial stiffness in peripheral arterial diseases [J]. Vasa, 2015, 44: 341-348.

[250] Marketou ME, Kontaraki JE, Tsakountakis NA, et al. Arterial stiffness in hypertensives in relation to expression of 761 angiopoietin-1 and 2 genes in peripheral monocytes [J]. J Hum Hypertens, 2010, 24 (5): 306-311.

[251] Perez-Lasierra JL, Laclaustra M, Guallar-Castillón P, et al. Daily sitting for long periods increases the odds for subclinical atheroma plaques [J]. J Clin Med, 2021, 10 (6): 1229-1237.

[252] 石亚君, 王晋丽, 陈韵岱, 等. 冠心病患者急性有氧运动后动脉硬化指标变化研究 [J]. 中国心血管杂志, 2017, 22 (1): 29-33.

[253] 杜卫提，王强．最大脂肪氧化强度跑步运动对早期动脉硬化的影响研究［J］．安徽师范大学学报（自然科学版），2020，43（1）：91-97.

[254] 牛青梅，喻英，王培英，等．个体化运动处方对下肢动脉硬化闭塞症患者行走能力的影响［J］．中国实用护理杂志，2019（13）：998-1002.

[255] Park SY, Wong A, Son WM, et al. Effects of heated water-based versus land-based exercise training on vascular function in individuals with peripheral artery disease [J]. J Appl Physiol, 2020, 128 (3): 565-575.

[256] 尹夏莲．16 周太极拳运动对延缓中老年人动脉硬化的影响机制研究［D］．扬州：扬州大学，2019.

[257] 韩国庆．不同模式健步走对中年男性部分生化指标和外周动脉弹性的影响研究［D］．西安：西安体育学院，2016.

[258] Li W, Yu J, Zhao J, et al. Poria cocos polysaccharides reduces high-fat diet-induced arteriosclerosis in ApoE mice by inhibiting inflammation [J]. Phytor-her Res, 2020, 35 (4): 1-10.

[259] Shahidi - Dadras M, Haghighatkhah HR, Abdollahimajd F, et al. Correlation between vascular endothelial growth factor and subclinical atherosclerosis in patients with psoriasis [J]. Int J Dermatol, 2016, 55 (1): 52 -59.

[260] Ihling C, Gbel HR, Lippoldt A, et al. Endothelin -1-like immunoreactivity in human atherosclerotic coronary tissue: a detailed analysis of the cellular distribution of endothelin-1 [J]. J Pathol, 2015, 179 (3): 303-308.

[261] 刘首明，林丽燕，宋兴贤，等．小而密低密度脂蛋白胆固醇与血脂异常颈动脉粥样硬化患者的相关性［J］．深圳中西医结合杂志，2020，30（18）：56-57.

[262] 魏碧玥，梁梅花．糖尿病引起动脉粥样硬化作用机制研究的进展［J］．心血管康复医学杂志，2021，30（1）：85-87.

[263] 史云聪，郭艺芳．2 型糖尿病和动脉粥样硬化性心血管病的关系［J］．心血管病学进展，2020，41（5）：485-490.

[264] 程方．胰岛素抵抗与心血管病理生理机制分析［J］．中西医结合心血管病电子杂志，2020，8（9）：16-17.

[265] Colombo GI, Bianconi V, Bonomi A, et al. The Association between HDL-C and subclinical atherosclerosis depends on CETP plasma concentration: insights from the improve study [J].

Biomedicines, 2021, 9（3）：286-299.

［266］李洁妮．变速健步走对中年男性动脉硬化人群身体成分和血脂影响的研究［D］．西安：西安体育学院，2016.

［267］Paahoo A, Tadibi V, Behpoor N. Effectiveness of continuous aerobic versus high-intensity interval training on atherosclerotic and inflammatory markers in boys with overweight/pbesity［J］. Pediatr Exerc Sci, 2021：1-7.

［268］黄志强．交谊舞、太极拳、慢跑运动对40~65岁女性超声骨密度及身体成分的影响［J］．四川体育科学，2008（4）：90-91，101.

［269］孙闽君，李永献，李爱民，等．体育舞蹈锻炼在中老年人健身活动中的实效性［J］．中国临床康复，2005（44）：114-115.

［270］刘璎．体育舞蹈对中老年人体质健康状况影响的研究综述［J］．体育世界（学术版），2018（6）：196，168，188.

［271］苏泽强，高艳，汪滢．我国老年人高血压与体质指数关系的Meta分析［J］．职业卫生与病伤，2020，35（1）：25-29.

［272］张庆来，张林．老年人步态移动稳定性的增龄特征研究［J］．中国运动医学杂志，2017，36（7）：599-604.

［273］叶荣菊，王凯．心血管康复对老年冠心病患者运动耐力的影响［J］．实用老年医学，2016，30（10）：822-824.

［274］李刚．老年心血管疾病患者康复运动的研究进展［J］．医疗装备，2015，28（12）：77-78.

［275］丁一．运动康复护理对老年冠心病合并糖尿病患者糖脂代谢的影响［J］．实用糖尿病杂志，2019，15（5）：14-15.

［276］王琳，王剑波，乔静，等．有氧运动干预老年代谢综合征患者的效果评估［J］．上海医药，2019，40（14）：60-62.

［277］周一海．微循环障碍对人体健康影响大［J］．江苏卫生保健，2017（6）：54-55.

［278］董徽徽，高炳宏，朱欢．下肢间歇负压疗法对优秀赛艇运动员股四头肌皮肤微循环血流灌注量的急性效应［J］．南京体育学院学报，2019，2（9）：47-52.

［279］任可欣．抗阻运动对老年男性血管功能的影响［J］．吉林师范大学学报（自然科学版），2016，37（4）：153-156.

［280］陈文聪．健身运动对健康老年人动脉血管弹性的影响［J］．中国老年学杂志，2015，

35（7）：1794-1796.

[281] 李传武，曾瑶，彭峰林．老年人血管内皮舒张功能变化与习练太极拳的影响［J］. 中国组织工程研究与临床康复，2007（27）：5414-5416.

[282] 黄燕．应用激光多普勒血流仪监测中国健康人群的皮肤微循环［D］. 合肥：安徽医科大学，2017.

[283] 陈琼，赵立君．有氧运动对老年男性单纯性肥胖患者血流动力学和运动能力的改善作用［J］. 吉林大学学报（医学版），2017，43（5）：990-995.

[284] 郭吟，肖焕禹，王业玲，等．运动干预对肥胖老年女性身体形态和血脂的影响［J］. 上海体育学院学报，2011，35（5）：42-45.

[285] 苏敏，柏友萍，宋威巍，等．运动对老年肥胖大鼠脂联素的影响［J］. 中国应用生理学杂志，2018，34（4）：345-349.

[286] 邹一帆，徐滔，赵婷，等．老年人内脏脂肪面积与血脂水平及冠心病的相关性研究［J］. 中华全科医学，2020，18（6）：909-912.

[287] 谭凡，王静，裴之俊，等．围绝经期妇女骨折风险与内脏脂肪量的相关性研究［J］. 中国骨质疏松杂志，2020，26（5）：659-662.

[288] 刘宝林．羽毛球与乒乓球练习对 6-9 岁学龄儿童动态平衡能力的影响［J］. 攀枝花学院学报，2020，37（2）：91-96.

[289] 高潇翔．乒乓球运动处方对 7-10 岁学龄儿童体质健康促进的实效研究［D］. 海口：海南师范大学，2018.

[290] 柯向阳．乒乓球运动对大学一二年级学生体质影响的教学实验研究［J］. 太原城市职业技术学院学报，2019（9）：106-110.

[291] 金山．乒乓球练习对大学生身体素质及心理健康的影响研究［D］. 扬州：扬州大学，2019.

[292] 郭飙．乒乓球运动与老年人生命质量的关系［J］. 中国应用生理学杂志，2016，32（2）：170-172，192.

[293] 田福军，杜桂丹．乒乓球运动对老年人体质的影响［J］. 中国老年学杂志，2016，36（6）：1420-1422.

[294] 刘宝林．男性中老年乒乓球与羽毛球锻炼者动态平衡能力比较［J］. 吉林体育学院学报，2019，35（5）：65-70.

[295] 兰洋，张忍发，李逸飞．乒乓球运动对某高校教师心理亚健康状态的干预效果［J］.

昆明医科大学学报，2013，34（5）：65-68.

［296］张铁，朱逊康，马圣楠．有氧运动对肺活量指数不及格大学生人群甲襞微循环影响的研究［J］．中外医疗，2019，38（31）：19-21.

［297］蔡可书．健身操和太极拳运动对中老年2型糖尿病患者下肢循环功能的影响［D］．南京：南京体育学院，2019.